高龄女性如何生育二孩三孩

柳亚敏◎主编

U0198757

中国妇女出版社

图书在版编目（CIP）数据

高龄女性如何生育二孩三孩 / 柳亚敏主编. —— 北京：
中国妇女出版社，2024.1
ISBN 978-7-5127-2340-5

Ⅰ.①高… Ⅱ.①柳… Ⅲ.①优生优育－基本知识
Ⅳ.①R169.1

中国国家版本馆CIP数据核字（2023）第210881号

责任编辑：王海峰
封面设计：尚世视觉
责任印制：李志国

出版发行：中国妇女出版社
地　　址：北京市东城区史家胡同甲24号　　邮政编码：100010
电　　话：（010）65133160（发行部）　　65133161（邮购）
网　　址：www.womenbooks.cn
邮　　箱：zgfncbs@womenbooks.cn
法律顾问：北京市道可特律师事务所
经　　销：各地新华书店
印　　刷：小森印刷（北京）有限公司

开　　本：150mm×215mm　1/16
印　　张：13
字　　数：100千字
版　　次：2024年1月第1版　　2024年1月第1次印刷
定　　价：59.80元

如有印装错误，请与发行部联系

目　录

第一章

生二孩、三孩必须关注的 8 个问题

第二章

想生二孩、三孩，盆底照护很重要

第三章

为生健康宝宝扫清炎症障碍

第四章

妇科恶性肿瘤与优生优育

第五章

有了辅助生殖技术，便可高枕无忧了吗

第六章

阻击遗传病从怀孕前就要开始

第七章

对症下"方"，科学应对不孕

第八章

试管婴儿，离我们并不远

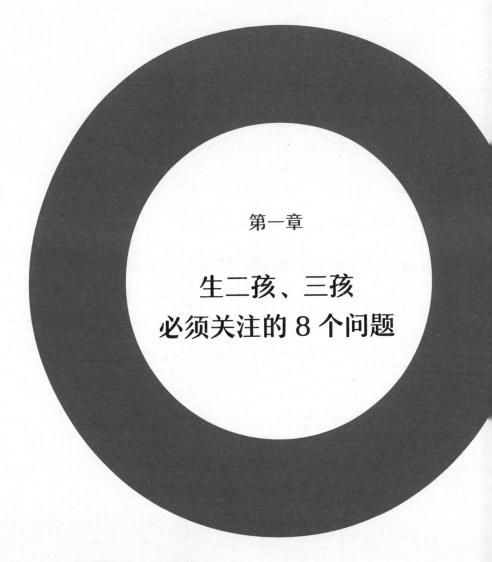

第一章

生二孩、三孩
必须关注的 8 个问题

本章专家：刘国莉

北京大学人民医院妇产科主任医师。北京大学医学部妇产科临床博士，从事妇产科医疗、教学及科研工作 20 余年。擅长妊娠合并症、并发症、危重症的处理。

随着生育政策的调整，一些家庭开始计划生育第二个甚至第三个孩子。生育二孩、三孩，女性在身体方面要做哪些准备？如果年龄大于35周岁，女性又有哪些需要特别注意之处？本章我们来关注一下相关的问题。

多少岁的产妇算高龄产妇

一般而言，预产期年龄大于等于 35 周岁的产妇就是高龄产妇，但是年龄不是绝对的标准。有一些女性预产期年龄虽超过 35 周岁，但她们十分注重科学养生，生活作息很规律，饮食上能做到营养均衡，经常锻炼身体，因此她们的生育器官仍然保持在一种相对年轻的状态。

高龄孕产妇生育二孩、三孩有什么风险

高龄孕产妇生育二孩、三孩主要有以下一些风险。

1. 妊娠期并发高血压、糖尿病的概率会增加。

2. 因为肌肉力量下降，发生难产和产后出血的概率会增加。

3. 由于胚胎发育或者染色体问题，自然流产的概率可能增加。

4. 由于盆底结构和骨关节的老化，产后盆底功能及其他方面的恢复可能会受影响。

虽然如此，要想顺利生一个健康孩子，我们并不是只考虑年龄指标就可以了，还要考虑卵巢功能、妇科常见病等。就算过了 40 岁，若卵巢功能良好，且没有其他妇科问题，从医学的角度讲，女性依然可以生养健康的孩子。

生养二孩、三孩如何备孕

孕前要做全面体检

决定生养二孩或三孩后，夫妻双方都要做一次包括孕前检查在内的全面体检，35 周岁以上的女性、45 周岁以上的男性更应如此，因为有些疾病会影响妊娠，有些疾病会因妊娠用药限制而无法得到治疗或无法得到及时治疗。

合理安排生育时间

如果前一胎是顺产的话，一般 1 年以后，女性的生理功能即可基本恢复。经检查后，若输卵管、子宫等生殖器官没有异常，就可以考虑怀孕。如果前一胎是剖宫产，最好 2 年后再怀孕。

停服避孕药或取环 3 个月以后再怀孕

如果长时间服用避孕药或放置了节育环，应在停药或取环后至少观察 3 个月，若无异常再怀孕。在此期间，最好采用避孕套避孕。因为停服避孕药可能导致排卵异常，而取节育环可能导致子宫内膜受损，这均可能影响正常受孕。

提前补充叶酸

应从孕前 3 个月开始补充叶酸，如每天服用一片 0.4mg 的叶酸片，可防止胎儿神经管畸形，有助胎儿健康生长发育。如果孕前没有补充叶酸，怀孕后要及时补充。

有剖宫产史就只能选择剖宫产吗

产妇即使有剖宫产史，仍有机会选择自然分娩，但必须具备一定的条件。有剖宫产史的产妇，再次生产时需要通过 B 超检查之前剖宫产所留疤痕的相关情况。如果疤痕连续性好、厚度较理想，宫颈状况较好，产妇就算具备自然分娩的条件，80% 都能顺产。如果此前剖宫产所留疤痕长得不够厚实，在自然分娩的时候容易破裂，一般建议产妇在 39 周左右择期行剖宫产。

有剖宫产史的产妇，再次生产选择生产方式时还需参考此前选择剖宫产的原因。如果产妇此前选择剖宫产是因为骨盆较窄，再次生产仍需要选择剖宫产，因为骨性不会改变。如果产妇此前选择剖宫产是因为胎位异常或羊水相关问题，而且此次怀孕十分顺利、血压血糖都正常、骨盆条件非常好，那么产妇生产时便有机会选择自然分娩。

必须提醒各位孕妈妈，剖宫产的切口处没有拉链，剖宫产不像"从一个袋子里把孩子拿出来"一样简单，也不像"把拉链拉开，拿出孩子，再把拉链拉上"一样容易。每行一次剖宫产手术对身体都是一次打击。若产妇接受过两次剖宫产手术，第三次生产时一般不应选择自然分娩，因为此情况下疤痕破裂的风险很高。

即便孕产史顺利，仍要遵医嘱做产检

有些人生第一个孩子时很顺利，怀第二个孩子或第三个孩子时便盲目自信，不重视产检，这是极其错误的做法。定期做产检是必要的，是保证母婴安全的重要措施。

到预产期的时候，年龄小于 35 周岁的孕妈妈做常规产检就可以，如唐氏筛查、糖尿病筛查、B 超、血压监测等。

到预产期的时候，年龄大于等于 35 周岁的孕妈妈是高龄产妇，要特别注意胎儿是否有染色体问题、是否有发育畸形问题等。高龄产妇会增加胎儿染色体异常的风险，是否需要做穿刺筛查应遵医嘱。要定期做产检，通过 B 超观察胎儿的发育情况，排除畸形、先天性心脏病、神经系统疾病、脑积水等问题。

除了关注胎儿，还要关注高龄产妇妊娠合并症和并发症的相关问题。妊娠高血压在高龄产妇群体的发病率为 8% ~ 10%。妊娠糖尿病在高龄产妇群体的发病率高达 15%。贫血、早产都是常见的并发症。

因此，不管之前的生产经历是否顺利，生第二个孩子甚至第三个孩子的时候，一样要定期到医院做产检。

两次怀孕生产之间应间隔多长时间

每一次怀孕都需要经历 10 个月的孕期，以及随之而来的分娩过程。无论是顺产还是剖宫产，每次怀孕生产都无异于身体的一次"大洗牌"。所以，为了充分保证女性身体安全，让身体得到全面的恢复，两次怀孕生产之间要有充分的间隔时间。

剖宫产后应严格避孕 2 年，以降低再次怀孕生产时子宫破裂的风险。子宫上的疤痕长得足够牢固，才能扛得住下一次怀孕和分娩带来的压力。

此前生产若是自然分娩，只要等身体状况恢复正常，如内分泌系统、生殖系统恢复如旧，一般来讲也就是 12 ~ 18 个月后，就可以再次怀孕了。

怀二胎甚至三胎时还会有严重的孕吐吗

妊娠呕吐其实是正常的。胃口不好、吃不下、呕吐等都是怀孕的正常反应。有的人怀孕后喝水都会吐，甚至连胆汁都吐出来了，这在医学上称为妊娠剧吐。妊娠剧吐需要治疗。

妊娠剧吐的发生与很多因素有关。在怀孕早期，有些人特别焦虑，在高度紧张的情况下，可能会发生妊娠剧吐。准备怀第二个甚至第三个孩子时，应提前吃复合维生素。孕期有妊娠反应时，应采用少食多餐的饮食方式。绝大多数人可以比较顺利地度过妊娠反应剧烈的前3个月。

生二孩、三孩会不会导致身材严重变形

越能科学坐月子，越能尽快恢复身材。在月子里，要有好心情、好心态，要注意心理压力的调节，预防产后抑郁症；要注意营养的均衡摄入，肉类、水果、蔬菜等要搭配好，切忌大鱼大肉的进补。另外，在条件允许的情况下务必坚持母乳喂养，这对孩子和妈妈都有好处。母乳喂养不但会使孩子的免疫力更强、智力发育更快，也有助于降低妈妈卵巢癌、乳腺癌的发生概率。在产后恢复期，还需适量做些运动，以缓解怀孕导致的腰椎前凸变大、骨盆前倾等情况。

妈妈还需要正确看待妊娠纹。每个人的体质不同，一些孕妈妈的皮下弹力纤维可能会随着胎儿不断长大而崩断，从而导致妊娠纹的出现。妊娠纹的发生主要跟个人体质有关。如果之前怀孩子时没有长妊娠纹，一般来说怀二孩、三孩时长妊娠纹的概率不会太大。当然，若此前的胎儿不大，但第二个甚至第三个孩子特别大，也可能把皮下弹力纤维撑断，从而导致妊娠纹的出现。

无论如何，相比得到一个健康可爱的孩子，长一点儿妊娠纹算不了什么。

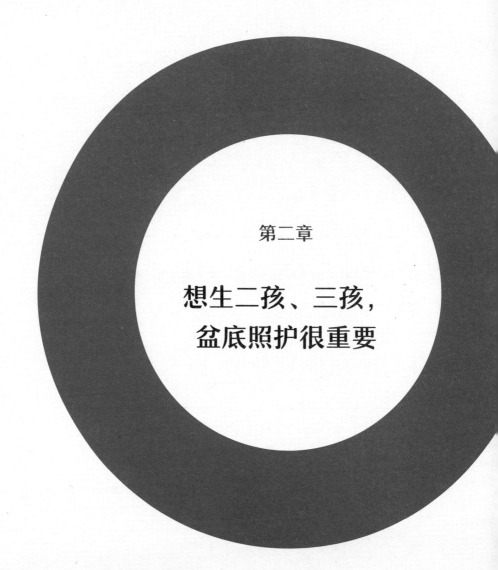

第二章

想生二孩、三孩，
盆底照护很重要

本章专家：孙秀丽

北京大学人民医院妇产科主任，主任医师、博士研究生导师。长期从事妇科临床工作，擅长盆底功能障碍性疾病的康复与治疗。

随着相关知识的普及，盆底健康越来越受到重视。准备生二孩甚至三孩的女性，难免有相关顾虑。毕竟，盆底肌"伤"不起。那么，盆底健康与生育的关系是怎样的呢？且看本章内容。

盆底相当于身体底部的"吊床"

"盆底"这个名字很形象。盆底相当于身体底部的"吊床"，托着盆腔脏器。假如"吊床"松了，盆腔脏器失去有力的支撑，就会脱垂，从而发生相应的功能问题。盆底肌像我们的肌肤一样会随着年龄的增长而逐渐松弛，同时与生育息息相关。孕期腹部逐渐增大，将给盆底带来巨大压力。经阴道自然分娩，尤其是多次自然分娩，难免造成盆底肌肉损伤，从而影响盆底肌的收缩。所以，生二孩、三孩前，应先了解盆底健康状况，然后做好预防、保护和产后康复预案。

怀孕、分娩与盆底健康的关系

一般来讲，人体处于正常的生理弯曲状态时，腹腔压力和盆腔脏器的重力受力点是骶尾骨。而女性在妊娠时，腰部会向前凸出，腹部会向前鼓起、向下凸出，从而会使重力受力点前移。由此，腹腔压力和盆腔脏器的重力受力点转移至盆底肌肉。

随着子宫重量日益增加，盆底肌肉由于持续受压，可能逐渐松弛。另外，经阴道分娩时，产妇需要用力生产，孩子出生过程中通过骨盆时对盆底肌肉会有一个强烈的施压过程。所以，盆底肌受损是怀孕分娩过程中的正常现象。

盆腔不只有生殖系统，还有泌尿系统和肛肠系统。一旦盆底肌发生损伤，若不及时采取相应的治疗措施，随之可能导致盆底功能障碍，如尿失禁、性快感障碍、阴道脱垂、子宫脱垂、大便失禁等。

所以，产后早期就要通过一些康复训练改善盆底功能。

盆底疾病的危害

盆腔疾病刚出现时，即盆底肌力不够好时，不易被人察觉。

若病情进一步加重，病人能感觉到的症状有阴道松弛、阴道常有气体排出等。

再往后，病人在剧烈咳嗽或者打喷嚏的时候，会出现尿液不由自主溢出的情况，即尿失禁。

在病情比较严重的阶段，最明显的症状是器官脱垂。常见的器官脱垂是子宫脱垂。由于子宫与膀胱、尿道、肛门等有千丝万缕的关系，所以子宫脱垂时，膀胱和直肠也可能脱垂，从而导致排便功能出现异常。

孕产期是预防盆底疾病的关键期

要提前预防，孕期要加强盆底锻炼

怀孕前，就要注意保护盆底。盆底基础状况越好，怀孕分娩后发生盆底疾病的概率越小。盆底肌基础状况因人而异，每个人的盆底肌肉含量和力量都不同。

盆底肌是骨骼肌，可通过锻炼来提高其力量。在孕前，通过锻炼让盆底肌肉变强壮，能增强其支撑力，如此产后发生相关疾病的概率自然会相应地减小。

特别提醒

　　针对盆底肌进行锻炼的关键是先找到盆底肌，然后学会使用其力量。

　　在排尿的过程中，可以试着通过收缩盆底肌把尿憋住，感受盆底肌的位置，并检验盆底肌的力量。

　　如果能憋住尿，说明盆底肌的力量还可以。如果憋不住尿，或者不能完全憋住尿，说明盆底肌力量不足。

　　当然，不要做机械的训练，需排尿时不要刻意憋尿。

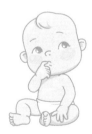

可通过以下两种方法锻炼盆底肌肉。

凯格尔运动

做收缩肛门的动作并持续 5 秒钟，然后慢慢地放松。休息 5 ～ 10 秒后，再做收缩肛门的动作并持续 5 秒钟。如此反复。在步行、乘车、坐着办公时都可以做这个运动。

深蹲

身体站立。双脚分开，与肩同宽。吸气，屈髋屈膝下蹲。下蹲时，放松盆底肌。之后，呼气，起立，恢复至站立姿势。站好后，做凯格尔运动之"收"的动作，同时记得收腹收臀。

孕期控制好体重，有利于盆底健康

在整个孕期，孕妇体重增长 12 千克左右是最理想的。

孕期要避免摄入太多导致胎儿体积、体重过大的情况。

孕妇体重越大、肚子越大，盆底所承受的压力就越大。

在产检过程中，如果医生认为胎儿偏大，孕妇此后一定要适当控制饮食，在孕晚期尤其如此。

在孕晚期，胎儿各个脏器已发育成熟，若孕妇持续进补，会导致胎儿积累过多脂肪。这对胎儿的生长发育并无益处，而且会导致生产困难。

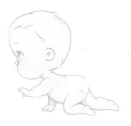

特别提醒

　　孕妈妈需要注意，如果胎儿特别大，医生可能会使用产钳助产，也可能会使用其他方式助产。这有可能导致阴道松弛。

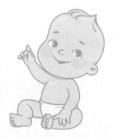

不能单纯为了保护盆底肌而选择剖宫产

怀孕生产可能导致盆底肌松弛甚至漏尿，这让很多女性十分担忧。许多女性因此抗拒顺产，要求剖宫产。实际上，这是错误的。

在漫长的怀孕过程中，盆底肌在持续受力，因此盆底肌的慢性损伤是不可避免的。也即，无论是自然分娩还是剖宫产，怀孕生产对盆底的损伤都是不可避免的。

虽然总体来说剖宫产相比经阴道分娩对盆底的损伤更小一些，但并不是所有自然分娩都会对盆底造成直接的伤害。如果孕妇盆底基础情况好、耐受能力强，骨盆宽敞，胎儿体重适中，分娩过程顺利，那么顺产和剖宫产对盆底的影响不会有太大的区别。

特别提醒

孕妈妈不要过度焦虑，不要因噎废食。在没有剖宫产指征的情况下，为了保护盆底选择剖宫产，是不科学的。

剖宫产毕竟是有创手术，相较自然分娩对身体的危害可能更大。

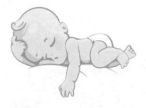

为了保护好盆底，要尽早进行产后康复

想保护好盆底，一定要在产后尽早干预

产后六周复查时，一定要做盆底检查。以前产后常规检查只看整体恢复情况，如恶露是否排干净等，现在已把盆底肌检查纳入其中。

这时候发现的盆底问题大多还不严重，有利于相关问题的处理。在医生指导下，正确进行锻炼，大部分问题可以解决。

发现盆腔疾病，要尽早治疗

随着年龄的增长，盆底疾病的发病率会增加，相关情况也越严重。年龄越大，肌肉流失越多，盆底肌肉力量不可避免会变弱。一旦发现盆底疾病，要尽早治疗。

一般的盆底问题，可以通过康复治疗来解决。医生

在做手检的时候，会让患者收缩肌肉，从而判断患者盆底肌的力量。

医生还会给盆底肌力定级，定级标准包括从零级到五级六个级别。肌力在三级以上，患者可以通过自身的锻炼提高肌肉力量。肌力在三级以下，肌肉无法主动发力，患者光靠自己锻炼无法提高肌肉力量，需要借助相关设备进行物理治疗，比如通过电刺激唤醒肌肉。

如果出现器官体外脱垂，这属于严重的状况，需通过手术进行治疗。

想要盆底健康，日常身体姿态也很关键

除了年龄和生育，坐姿、走姿、站姿等也和盆底健康息息相关。

不正确的身体姿态会导致骨盆的倾斜度、脊柱的倾斜度发生不良变化。

二郎腿、驼背等会导致身体生理弯曲过大，从而导致肌肉、脊柱的倾斜度发生不良变化，久而久之会影响盆底受力，使盆底发生疾病。

很多女性经期盆腔充血的时候容易出现腰酸。腰腹有下坠感的时候，身体姿态容易变形。这时要小心盆底出现脏器下移的情况。

养成好习惯，改善产后漏尿

若盆底情况不好，膀胱和尿道可能发生一些问题，如尿失禁、尿频等。这可能是因为泌尿系统或盆底出了问题，也可能是不良的器官使用习惯造成的。

以下两个"坏习惯"，一定要改掉！

很多人出门前会"预备性"上厕所，这会导致本可以存储四五百毫升尿液的膀胱，经常在没有存储多少尿液的时候就排空了。久而久之，膀胱就会变得很敏感，容易产生尿频的问题。

当然，也不提倡过度憋尿。能憋住尿并不表明盆底是健康的。如膀胱经常过度充盈，膀胱的肌肉就会受到过度拉伸，久而久之可能会变松弛。

以下两个"好习惯"，一定要培养！

要改善盆底健康，可以针对膀胱进行一些训练。例如，如果有一进家门就上卫生间的习惯，可以有意识地改变一下。

如果盆底或者泌尿系统出了问题，可以写"膀胱日记"，记录一天内的饮水时间和饮水量，以及排尿时间和排尿量，还可以记录一下排尿时伴随的症状。这样，就医时能让医生更详细地了解我们的膀胱功能。

特别提醒

　　一般情况下，膀胱内有三百毫升左右尿液时，我们会产生尿意。这时是排尿的最佳时间。

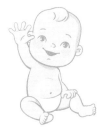

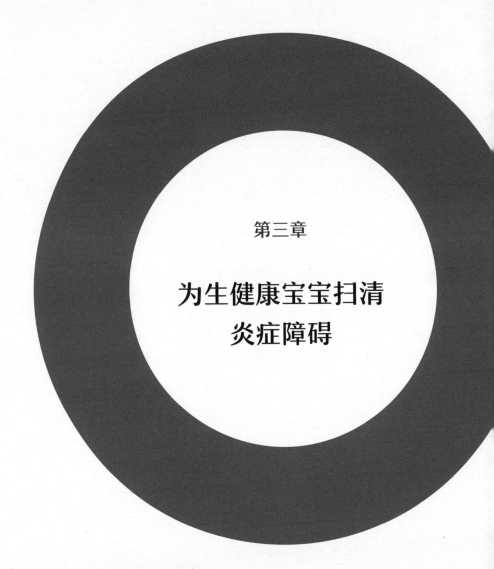

第三章

为生健康宝宝扫清
炎症障碍

本章专家：梁旭东

北京大学人民医院妇产科主任医师。长期从事妇科临床
工作，擅长治疗妇科肿瘤、子宫内膜异位症、妇科感染性疾
病等。

妇科炎症有可能影响怀孕。比较常见的妇科炎症有外阴和阴道的炎症、宫颈炎症、子宫内膜的炎症、输卵管和卵巢的炎症等。

不同部位的炎症对于生育有不同的影响。比如，外阴和阴道的炎症如果处于急性发作期，阴道里面的细菌或者其他病原体可能会杀死精子。

因此，若有妇科炎症，不建议备孕。

如有妇科病，最好治愈后再备孕

没有生过孩子的女性，阴道微生态相对来说比较好。而一旦生过孩子，经历过分娩、产后恢复等之后，女性发生妇科疾病的概率会相应增加。所以，准备生育二孩、三孩的女性如有妇科病，将会面临很大的挑战。

怀孕之前，一定要做正规的孕前管理。对于感染性疾病，要争取在怀孕之前给予积极的诊断和治疗，务必痊愈后再考虑备孕。这样可以避免孩子发生出生缺陷，在孕期或分娩过程中也可以避免相关疾病对孕妈妈身体造成伤害。

妇科感染分下阴道感染和上阴道感染。前者主要发生在外阴、阴道、宫颈处，因为和外界相连，治疗起来相对容易。以宫颈为界线，上阴道感染是指超过宫颈，到达子宫、输卵管、卵巢、盆腔的上行感染。因为所处部位相对封闭，上阴道感染治疗起来相对较难。

发生 HPV 感染，不要大惊小怪

70% ~ 80% 的女性在漫长的一生中都会至少感染 1 次 HPV（人乳头瘤病毒）。一生中只和一个人发生性关系，也有可能会感染 HPV。所以，感染 HPV 并不是一件见不得人的事情。

多数 HPV 感染都是一过性的，不影响生育，不要过度紧张。

若确定感染了 HPV，要先弄清楚所感染 HPV 的型别，并在医生的指导下做进一步的检查。如果 TCT（液基细胞学检查）结果正常，就可以选择怀孕。

如果感染了高危型 HPV，如 HPV16、HPV18 等，或者宫颈活检结果提示宫颈存在病变，要高度警觉，应治愈后再怀孕。70% 以上的宫颈癌是由 HPV16、HPV18 这两种病毒的持续感染引起的。如果不治疗就怀孕，则意味着放弃了治疗。在这种情况下，怀孕之后，一旦宫颈、子宫充血非常严重，应该做的宫颈活检就可能因此被耽搁。

另外，在孕期，许多跟感染相关的药物不能用，或者只有很少的药物能使用，甚至无药可用，可能导致疾病越来越严重。在孕晚期，一旦发现宫颈癌，可能面临保大人还是保胎儿的两难选择。

阴道炎对孕妈妈和胎儿的影响

阴道炎往往不容易引起我们的重视，除非引起了特别严重的症状。事实上，想要怀孕，不可小看阴道炎，因为它可能带来比较严重的后果。

细菌性阴道炎会造成宫内感染，使得厌氧菌大量繁殖，同时还会分泌蛋白酶从而影响胚胎的安全，甚至可能造成胎膜早破，引发早产。有的细菌可促进前列腺素分泌，从而引发宫缩，导致流产、早产。胎膜早破之后，大量的厌氧菌或者其他病菌可能直接侵入子宫宫腔，造成胎儿感染。早产的孩子本来就很难养育，如果合并感染，更容易发生各种问题。

还有，我们往往以为脑瘫是难产导致的。其实不然，绝大多数脑瘫是慢性的宫内缺氧导致的。如果孕妈妈在怀孕过程中发生宫内感染，可能造成胎儿在宫内长期持续性缺氧，从而可能对胎儿的脑组织发育造成伤害。

怀孕之后，随着雌激素、孕激素水平的升高，阴道微环境会发生改变，阴道的菌群也会发生改变。女性怀孕之后若患上糖尿病，阴道里大量糖原的分解会引发病原菌的大量繁殖，阴道炎容易反复发作。所以，如果阴道有炎症，要尽可能地治疗，甚至应治好之后再怀孕。

孕期发生妇科感染怎么办

孕期发生妇科感染怎么办呢？不同阶段的处理方法是不一样的。

在孕早期，即孕 12 周之前，胚胎各个器官组织正处于发育的阶段，胚胎的血供最丰富。这时，如果用药容易给胎儿带来不良影响。因此，一般情况下孕早期的治疗很不容易。

怀孕中、晚期，用药相对比较安全，可选择对胎儿无害的药物进行局部治疗，操作时须注意动作轻柔。治疗过程中，要避免大剂量使用激素或抗生素，要重视会阴部清洁、防治糖尿病等。另外，要做到治必彻底，预防复发。

容易导致妇科感染的四种情况

药物使用不当

比如，抗生素的滥用。由于一些常见的感染而大量使用抗生素，可能造成菌群失调。杀灭了细菌，真菌可能大量繁殖。这可能会造成阴道环境的改变，从而诱发妇科感染。

不良卫生习惯

过性生活时不注意卫生，月经期使用不达标的卫生巾、卫生纸等，上洗手间前后不洗手，穿别人的内衣……都容易导致妇科感染。

另外，使用公共马桶时，有必要使用酒精棉片消毒，或使用一次性马桶套。

过度清洁阴道

有的人特别讲卫生，经常买各种洗液冲洗阴道，这是很不好的习惯。阴道环境十分讲究微生态的均衡，细菌的种类、数量比例都十分讲究。经常用各种洗液冲洗阴道，不仅可能造成阴道损伤，还可能使菌群紊乱。

特别是加压的冲洗器，更容易造成盆腔感染。细菌一旦进入了封闭的盆腔，可能造成感染反复发作，非常危险。

不洁性生活

比如，滴虫病、淋病、梅毒、艾滋病等一般都是通过不洁性生活传染的。

若患有妇科感染性疾病，通过不洁性生活可与男性发生相互感染。所以，治疗期间要避免性生活。

另外，如果患上了性传播疾病，要积极治疗，确定治愈后才能有性生活，或者开始备孕。

内裤是妇科健康的"晴雨表"

人体的分泌物可反映相应器官的健康状况。随时观察白带的情况可以帮助我们及早发现阴道疾病。正常的白带呈白色黏液状，其量和稠度在不同阶段可略有变化。

如果发现内裤上的分泌物为黄色或黄色中带浅绿色，有泡沫，有怪味，而且阴道有烧灼感，外阴有瘙痒感，要小心滴虫性阴道炎。

霉菌性阴道炎患者的白带则呈白色凝乳状，患者可有外阴瘙痒感。

白带呈黄色黏稠状或脓鼻涕样，常混有血丝，可能与慢性宫颈炎有关。

粉色白带、米泔样白带则是晚期宫颈癌的典型症状之一。而且，这样的白带常常量很大，且伴有恶臭。

妇科炎症是"难言之隐"，有人喜欢根据症状自行买药、自行治疗。这是万万不可的。一定要去医院进行专业诊断，并根据医生建议进行科学治疗。

关于备孕的三个关键

1. 备孕前一定要进行正规的孕前检查和管理。总有一些人越过孕前管理阶段，直接进入怀孕阶段，这无疑会让孕妈妈和胎儿面对很多风险。

2. 在怀孕的过程中，有任何异常表现，一定要及时到医院就诊。

3. 分娩之后，要定期进行复查。生育健康的孩子很重要，孕产妇的健康也很重要。

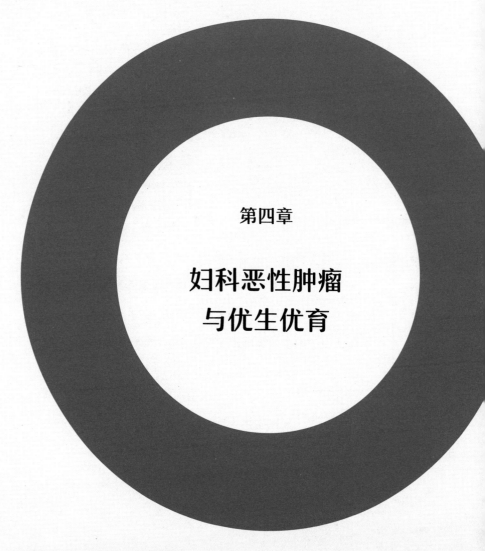

第四章

妇科恶性肿瘤
与优生优育

本章专家：李艺

北京大学人民医院妇产科主任医师。北京大学医学博士。

长期从事妇产科临床、教学、科研工作。擅长治疗卵巢肿瘤、

卵巢交界性肿瘤、卵巢癌、子宫内膜异位症等。

若有各种肿瘤家族病史，正在备孕的男性、女性都有必要先做肿瘤遗传咨询。癌症基因不只来源于母亲，也来源于父亲。所以，正在备孕的夫妻双方都要做基因筛查。

备孕时，有必要了解一下与遗传相关的两类常见综合征

第一类跟卵巢癌相关，叫作遗传性乳腺癌—卵巢癌综合征。如果家族里有乳腺癌、卵巢癌患者，甚至相关患者较多，务必重视。这可能涉及 BRCA1/2 基因的突变。

第二类叫作林奇综合征。林奇综合征即遗传性非息肉病性结直肠癌，是一种常染色体显性遗传家族性肿瘤综合征。

大部分肿瘤是基因和环境共同作用的结果

妇科恶性肿瘤会不会影响下一代，会不会遗传？这个问题比较复杂，不少肿瘤有家族聚集性，也有一定的

遗传易感性。大部分肿瘤是基因和环境共同作用的结果，因此，有家族聚集性特点的肿瘤不一定是遗传性肿瘤。

三大妇科肿瘤中遗传概率最高的是卵巢癌

子宫内膜癌、宫颈癌、卵巢癌这三大妇科肿瘤中遗传概率最高的是卵巢癌。

20%～25% 和卵巢相关的癌跟遗传有关。子宫内膜癌大概有 5% 的遗传概率。宫颈癌可能有一定的遗传易感性，但是还不能称为遗传性肿瘤。在这三大癌症中，卵巢癌的死亡率最高，这也就是大家通常说的恶性程度最高。现在卵巢癌的 5 年生存率只有 30%，而子宫内膜癌和宫颈癌的 5 年生存率高达 80%。

妇科恶性肿瘤是严重威胁女性健康的一类疾病。许多女性得了妇科肿瘤却浑然不知，因此耽误了治疗。

其实，患妇科肿瘤之后，身体会有一定表现。如果能在日常生活中多留意一下，并能认真对待自己身体出现的异常情况，可以及早发现妇科肿瘤。

大多数妇科肿瘤具有隐匿性强的特点，往往确诊时已经发展至中晚期，治疗难度随之加大。因此，了解三大妇科肿瘤的特点、病因和诊断方法很重要，可以帮助女性更好地应对相关问题。

关于宫颈癌，要了解三个重要问题

宫颈癌是一种发生在子宫颈的恶性肿瘤。正常情况下，宫颈癌的发生可能与高危型 HPV 病毒的持续感染有关。

宫颈癌可能没有任何症状。如果 HPV 感染没有造成器质性变化，患者就没有明显症状和体征。HPV 感染会攻击子宫颈细胞，使子宫颈细胞发生特殊的变化。

不明原因的阴道出血、接触性出血、脓性分泌物、反复的阴道炎等有可能是宫颈癌导致的。一旦有这些症状，一定要及早去正规医院做相关检查。

如果得不到及时的治疗，宫颈癌在晚期发展至相对比较严重的状态时，会转移到其他的地方。

宫颈癌的高危因素有过早开始性生活，性伴侣多，孕、产次数多，感染性传播疾病，吸烟等。因为若有这些情况，宫颈发生损伤的机会比较大。

目前宫颈癌是唯一病因明确的妇科肿瘤，由高危型HPV 持续感染所致。如果只是简单的上皮感染，病毒基本上可以随表皮脱落，因此大部分人都能清除病毒。但有些患者的宫颈在感染病毒之后几年的时间里会慢慢地发生病变。宫颈病变分为三级。

宫颈病变的分级

宫颈病变分为三级，即 CIN1、CIN2、CIN3。CIN1 为低级别病变，CIN3 和大部分 CIN2 为高级别病变。

一级病变，即 CIN1，不属于严重病变。大部分 CIN1 会自然消退或发生逆转，一般来说不需要特殊治疗。对于 CIN1，如果没有其他合并症状，应对方法一般以观察随诊为主。在随访过程中病变有发展或持续存在两年者，宜进行治疗，有宫颈癌家族病史者更应如此。因为这样的患者的病变恶变概率相对较大。建议定期检查，以了解宫颈病变发展情况。如果发现高危型 HPV 持续感染，更要注意。

二级病变，即 CIN2，属于癌前病变，通常需要干预。一般要做阴道镜检查，取病变组织做病理检查。之后，根据病理结果确定下一步的治疗方案。从癌前病变发展成癌一般需要几年时间，而且不是所有癌前病变都会发展成癌。通过积极正规的治疗、干预，完全可以阻止癌前病变发展成癌，所以即使发现癌前病变也不用过分担心。可通过宫颈锥切术或者 LEEP 进行治疗，手术后要做组织病理检查，以准确判断病变程度和性质。接下来，患者需要定期复查，以及时了解疾病的发展情况。

三级病变，即 CIN3，可进一步发展为宫颈癌。无论患者年龄如何，均应及时处理，但针对不同年龄段患者的处理方法存在一定差异。多数患者需进行宫颈锥形切除术。妊娠期的女性可先观察，待产后再做处理。

特别提醒

在所有HPV病毒中，最易导致宫颈癌的病毒为HPV16和HPV18。如果确认感染了这两种病毒，一般需通过阴道镜做活检。

如果持续感染其他类型的病毒超过一年，要做TCT，一旦发现异常要尽早做活检。

一般来说，如果感染高危型HPV，每年都要做相关检查，至少要连续做10年。

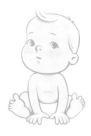

宫颈癌的一级、二级防护

一级防护，指通过预防性的疫苗来降低感染、致病风险。当然，后续仍要加强筛查、监测，这样才能真正把疾病控制在癌前病变阶段。

二级防护，指通过各种手段早发现、早诊断、早治疗癌前病变，以避免癌前病变进一步发展成宫颈癌。

理论上讲，宫颈癌是目前唯一可以通过预防、筛查手段处理的癌症。

特别提醒

即使感染了高危型HPV，也不意味着一定会得宫颈癌。我们在门诊经常遇到这样的病人，她们拿着检查结果，非常焦虑地指着检查报告单最后一行标注的病毒类型，反复向医生询问。其实，一般来说，绝大部分免疫力正常的育龄女性在感染HPV之后的1～2年内可以把病毒清除。

初次感染HPV的女性，一般可于1年之后进行复查，没有必要在3个月或者6个月之内进行复查，因为这个时间段内病毒通常可能还在，而且反复检查可能会增加更多的焦虑情绪。HPV进入宫颈基底细胞，若干年后才可能导致病变。所以，对于单纯的HPV感染，不必恐慌，只需定期监测即可，要给身体足够的清除病毒的时间。

打 HPV 疫苗，并非一劳永逸

打 HPV 疫苗虽然可以预防宫颈癌，但这也不是绝对的。即便目前的九价疫苗，对于宫颈癌的预防也不是百分之百的。四价疫苗针对 4 种 HPV，其中 2 种是低危型 HPV，另外 2 种是高危型 HPV——HPV16 和 HPV18。二价疫苗只是针对 HPV16 和 HPV18 这 2 种高危型 HPV。

所以，即便接种了 HPV 疫苗，也不能忽视宫颈癌筛查。

特别提醒

接种HPV疫苗的最佳年龄，理论上说越小越好。

无论男女都可以接种HPV疫苗。高危型HPV主要通过性接触传播，男性接种HPV疫苗也有积极意义。

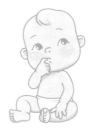

关于子宫内膜癌的两个重要问题

异常出血是子宫内膜癌的典型症状

老年女性绝经后出血，是非常重要的预警信号。阴道虽然不出血但总流液体，白带中有血，也应十分注意。中青年女性若出现月经紊乱、不规则出血、完全没有规律的月经等，需要警惕子宫内膜病变。

子宫内膜癌的高危人群

长期使用雌激素、肥胖、糖尿病、高血压、不孕症等都是子宫内膜癌的高危因素。多囊卵巢综合征也是子宫内膜癌的高危因素。相关人群都是子宫内膜癌的高风险人群。雄激素水平过高的女性，也应做相关检查。

此外，子宫内膜癌可能与遗传有关，5% ~ 10% 的患者存在家族聚集问题（一个家族中有两个或两个以上子宫内膜癌、卵巢癌和结肠直肠癌患者）。这与遗传有关，应尽早做基因筛查，之后还要做好预防工作。

关于卵巢癌的两个重要问题

恶性卵巢肿瘤早期无明显症状

卵巢癌很难早期发现，一般有明显症状时已是晚期。卵巢癌可能导致的比较明显的身体变化是腹围增加。与此同时，吃不下饭、食欲不好、精神状况不太好等表现也较常见。所以，一定要定期进行体检，以尽早发现身体异样，尽早治疗。

卵巢癌的高危因素

有卵巢癌家族史的女性属卵巢癌高危人群。结婚晚、生育少、初次分娩年纪大、没有生育史、促排卵治疗等也属于高危因素。

卵巢每个月排一次卵，每一次排卵时卵巢表面都会出现一个破口。在破口修复的过程中，来自输卵管、子宫内膜，或者其他地方的肿瘤成分，都可能种植在破口位置。同时，卵泡液又是很好的营养液，可以为肿瘤细胞的生长提供营养。

三大妇科肿瘤的检测手段不一样

对于宫颈癌，目前筛查的手段非常成熟，可以做TCT，也可以做 HPV 病毒分型检测，还可以做活检，即直接在宫颈上取组织进行分析诊断。

子宫内膜癌一般都有异常出血的症状。可先做彩超，如果发现宫腔有异常占位、子宫内膜特别厚，而且回声不均匀甚至成团块儿，可通过诊断性刮宫做病理检查，或者通过宫腔镜更直观地检查可疑病灶。

卵巢癌相对来说比较难诊断，很难通过常规检查发现。可以通过抽血查肿瘤标记物，也可以通过彩超检查。

妇科肿瘤会不会转移

一般来说，任何肿瘤在早期都是在原来的位置生长，绝大部分肿瘤通过手术切除都能取得不错的治疗效果。但是，肿瘤晚期会有转移。

卵巢癌可能转移到盆腔、腹腔、肠道等，也可沿着淋巴结转移。

子宫内膜癌主要沿着淋巴结转移。

宫颈癌会向周围扩散转移，严重的时候甚至可能影响肾功能。

妇科肿瘤会不会影响怀孕

妇科肿瘤不一定会影响生育功能。具体问题需要具体分析，要听医生的专业建议。

大部分妇科肿瘤是良性的，比如子宫肌瘤、子宫腺肌症、卵巢囊肿等。

一般来说，绝大部分子宫肌瘤不影响怀孕，当然也要看性质与位置。子宫肌瘤如果长在子宫黏膜上，要通过宫腔镜手术切除。子宫肌瘤若长在靠近输卵管的位置，甚至使输卵管嵌入宫腔的结构受到影响，会影响怀孕。如果子宫肌瘤很大且多发，子宫像怀孕四五个月般大小，一般可能影响生育。

卵巢囊肿也很常见。其实，大部分卵巢囊肿对生育的影响比较小。如果卵巢囊肿大小在 2 ~ 4 厘米，不一定非要在孕前做手术。

巧克力囊肿对生育的影响非常大，需要根据具体情况做生殖评估。

恶性肿瘤虽比较复杂，但医生会根据实际情况制订适合的治疗方案，所以不要认为得了恶性肿瘤就丧失了一切希望。

对于宫颈原位癌和宫颈三级病变，做了宫颈锥切后可以怀孕。

对于早期宫颈癌，由于病灶很小，可以选择保守治疗，保留子宫，以后还可能怀孕。

对于早期子宫内膜癌，一般可通过药物治疗使子宫内膜的癌变发生逆转。

对于早期卵巢癌，需要切除发生病变的卵巢。若能保留子宫和对侧卵巢，那么也就保留了生育的机会。

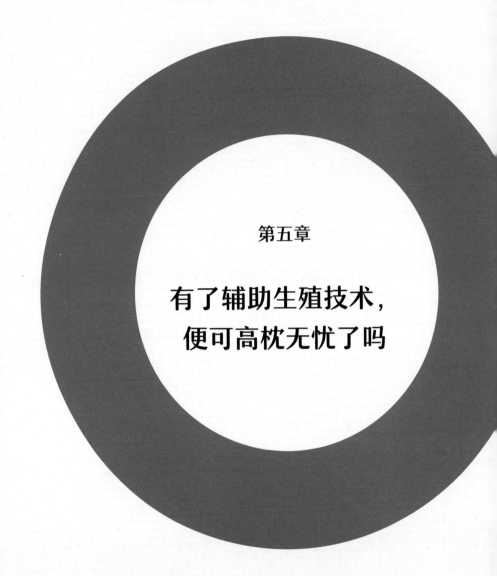

第五章

有了辅助生殖技术，便可高枕无忧了吗

本章专家：黄荷凤

生殖医学家。中国科学院院士。复旦大学教授、博士生导师。复旦大学生殖与发育研究院院长。长期从事妇产科和生殖医学临床和基础研究，主要研究方向为生殖医学和生殖遗传。

随着社会节奏的加快、生活方式的改变以及环境的变化，不孕不育的发病率越来越高，很多人久备不孕。另外，随着生育政策的调整，一些年龄相对较大的女性开始计划生养二孩甚至三孩。在这种情况下，若怀不上孩子，可以通过辅助生殖技术实现生养目标吗？

对于生孩子这件事，年龄是金标准

生育与年龄的关系到底是怎样的？辅助生殖技术是不是可以让高龄女性高枕无忧？下面，我们来了解一下。

年龄是生育的金标准。20～30周岁是最佳生育年龄。超过40周岁的孕妇属于标准的高龄孕妇。有数据表明，这个年龄段的女性生育的孩子患唐氏综合征的概率高达20%。

但这并不意味着，超过40周岁的女性就不能生孩子。现在的人年轻时都在拼事业，高龄女性生养孩子已成为社会常态。随着生育政策的调整，很多女性都有冒着高龄风险生育二孩、三孩的诉求。那么，相关的生育问题如何解决呢？

最重要的是，要做好孕前、孕期检查，甚至要做胚胎遗传学检测。而且，一定要到正规医院做孕前检查，一定要在医生的指导下生育。因为，受环境及个体身体状况的影响，卵巢功能早衰的情况越来越多，务必做好这方面的研判。

另外，高龄孕产妇的孕期保健工作相比年轻的孕产妇应做得更到位、更彻底，以确保胎儿在宫内正常发育，避免出生缺陷。对于家庭、对于社会来讲，这是最好的选择，可得到最好的结果。

"冻卵"是有创操作，有风险

不知从何时起，"冻卵"流行起来，好像是解决大龄女性生育问题的"灵丹妙药"。我们能否在 20 多岁的时候冷冻卵子，到四五十岁时再用冷冻卵子生育孩子呢？若选择冻卵，高龄女性生育孩子是不是就完全不用担心孩子的健康问题了呢？表面上看，这是一个不错的选择。

这恐怕是我们一厢情愿。在我国，单身女性在没有任何病症和医学指征的情况下，不允许冻卵。

另外，在技术层面，卵子冷冻技术是有创操作，取卵、冻存、解冻、受精、移植过程中均存在技术风险。促排卵药物的应用可能带来卵巢过度刺激综合征，手术取卵操作有出血和感染风险，这些都会危害女性身体及心理健康。

对于 35 周岁以上的女性而言，即使使用年轻态的卵子，发生妊娠综合征和胎儿出生缺陷的风险并不会因此明显降低。

所以，冻卵技术并不能绝对保证女性和子代健康。说得更直白一些，冻卵技术并不适合身体健康、正值生育期的女性。

那么，作为日臻成熟的辅助生殖技术，冻卵技术的现实价值是怎样的呢？

　　准确地说，冻卵技术更适合有某些疾病的生育期女性，例如患有恶性肿瘤的年轻女性。目前，乳腺癌发病年轻化愈趋明显。在治疗过程中，放疗、化疗等治疗可能直接损伤卵巢功能。即使被治愈，患者的生育能力也会因此受影响，有些甚至会丧失生育能力。

　　这类患者可在专业医疗机构的帮助下把健康的卵子保存起来，待身体康复并适合生育的时候再使用之前冷冻的卵子，通过试管婴儿技术实现生孩子、做妈妈的梦想。

　　有相关医学指征的女性，要趁早冻卵。20～30周岁女性的卵子最有保存价值。年纪相对较大的女性冻卵，子代健康得不到绝对保障。

　　已婚女性因有医学指征需要保存生育力的，可以在专业医疗机构的指导下冷冻胚胎。现在，冷冻卵子的技术尚不如冷冻精子或冷冻胚胎的技术发达。

特别提醒

1953年，第一个借助冷冻精子孕育的孩子出生。

1986年，第一个借助冷冻卵子孕育的孩子出生。

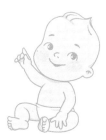

代孕不合法，且有营养表观遗传隐患

高龄女性生孩子，母亲、孩子都存在风险，因而有人以触犯法律为代价，借别人的子宫生自己的孩子。这就是人们通常说的"代孕"。

对于通过代孕出生的孩子而言，究竟谁是其生物学母亲很难辨别。单纯从医学角度讲，代孕涉及生物学中的营养表观遗传学。

曾有科学家做过这样一个实验：在相当长的时间内，给一只灰毛老鼠喂异黄酮，灰毛老鼠的后代竟变成了黄毛老鼠。这是表观遗传修饰发生变化导致的。也就是说，来自母体的长期的营养供给和子代外在显示出来的表观是分不开的。

受母体基础状况和营养摄入的影响，代孕妈妈生的孩子可能发生表观遗传修饰的改变，从而发生与基因毫无关系的变化。这会造成子代与原生父母之间多方面的不同，有的孩子的相貌甚至可能和代孕妈妈有几分相似。从伦理角度讲，也很难确定代孕妈妈生的孩子就是生物学父母的孩子。

每个女性都有生育权，社会与女性自身都要捍卫女性的生育权，坚决反对剥夺别人生育权的代孕行为。"借腹生子""代孕"实际上剥夺了"代孕妈妈"的生育权，是一种身体剥夺。

目前，在我国，人类辅助生殖技术的实施，只能在卫生行政部门批准的医疗机构开展，只能以医疗为目的，并要符合国家相关生育政策、伦理观念和有关法律规定。

我国禁止代孕。任何个性化的代孕行为，在我国都是不允许的。

必须对用试管婴儿技术定制"多胞胎"的行为说"no"

有些人为了一次生育多个子女，而选择做试管婴儿，甚至为此采取不正当手段。

近几年，很多地方的生殖中心开始要求：每次最多只能移植 2 个胚胎。

在正常情况下，医生一般不会建议一次性植入 3 个胚胎。人类子宫的结构和整个孕育过程的特点，决定了每次妊娠怀一个是最适宜的，也是风险最低的。每次怀 2 个甚至多个，发生并发症的风险、分娩相关风险、胎儿发生健康问题的风险均会增加。

需要强调的是，移植 3 个或者多个胚胎，并不能直接提高成功率，还可能带来意外风险。

至此，我们可以理解，多胞胎梦想的实现不能单纯寄希望于试管婴儿。

据有关资料记载，我国目前试管婴儿的成功率平均为 30% ~ 50%，技术好一些的医院成功率可以达到 60% 左右。这种成功率，排除技术手段，主要取决于女性的年龄、身体状况等。25 ~ 35 周岁的女性成功率比较高，35 周岁以上的女性成功率相对较低。

做遗传学诊断，从源头防控遗传病

随着现代医学的发展，防控遗传病，不仅是科研课题，也逐渐走入现实生活，成为很多人的所思所想。比如，开始备孕时，许多人首先想到的也许就是："怎么才能避免将家人或自己的病遗传给下一代？"

随着辅助生殖技术的进一步发展，现在我们可以从源头上将家族遗传病的遗传趋势阻断。也就是说，辅助生殖技术让真正防控遗传病成为可能。

事实上，我们想要防控与避免的遗传病，也是出生缺陷的一部分。很多出生缺陷无法通过孕前、产前的常规检查来避免。30% 的出生缺陷与遗传息息相关。这意味着大约 30% 的出生缺陷是可以通过辅助生殖技术防控的。

我们建议，备孕前应到正规医院做孕前咨询和检查，以了解下一代可能携带遗传病基因的概率。若自身携带某些遗传病的基因，可考虑使用辅助生殖技术助孕。现代辅助生殖技术可以让我们最大限度地了解自己的遗传基因和染色体情况，避免致病基因代代相传，从而最大限度地保证自己生出健康的孩子。

胚胎植入前的遗传学诊断——"第三代试管婴儿技术"是非常有效的方式，可以从源头防控肿瘤和许多遗传病。其具体技术操作为：从胚胎中取一个或数个细胞，进行染色体甚至某些基因的诊断；基于染色体与基因表现进行胚胎筛选，把染色体或基因表现异常的胚胎丢弃，把正常的、不带致病基因的胚胎移植到子宫内。也就是说，这是从胚胎入手针对子代健康做保护性的"技术处理"。

此项技术特别适用于血友病、白化病、进行性肌肉营养不良等遗传疾病基因携带者，也特别适用于染色体数目、结构异常者，以及有某些肿瘤家族遗传史者。

特别提醒

　　本小节内容针对冻卵、代孕、使用试管婴儿技术孕育多胞胎、预防出生缺陷等有关生育孩子的"大事"做了深入浅出的分析与说明。

　　原卫生部2012年发布的《中国出生缺陷防治报告》显示："我国出生缺陷总发生率约在5.6%，以全国年出生数1600万计算，每年新增出生缺陷约90万例，其中出生时临床明显可见的出生缺陷约25万例。"

　　尽管预防出生缺陷有多种方法，但只有辅助生殖技术能保证那些有家族遗传史的人生出健康的孩子。

　　那些错过黄金生育时间的高龄女性，通过科学孕检，在医生指导下借助现代辅助生殖技术，也可以生育健康的孩子。

无论如何，从备孕开始，就要以科学为依据，带着健康的心态，为生出一个心智健康的孩子而努力。

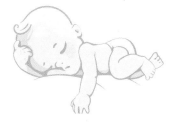

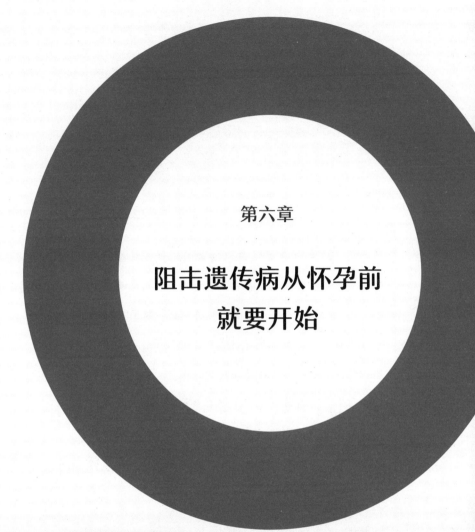

第六章

阻击遗传病从怀孕前就要开始

本章专家：徐晨明

复旦大学附属妇产科医院遗传中心副主任，博士研究生导师。从事妇产科临床、科研和教学 25 年，主要致力于出生缺陷发病机制和临床转化、辅助生殖技术安全性、生殖相关疾病发病机制等研究。

随着大众健康意识的普遍增强，对各种疾病认知度的提高，在备孕过程中人们有了更多担忧，比如"我会不会生出有遗传病的孩子？""家里有好几个癌症患者，我生出的孩子会不会有问题？"等。从遗传学角度看，人体一切生命活动几乎都与遗传有关。了解家族病史，有助于我们及下一代及时"避雷"。孕前阻击遗传病是遗传病的一级预防，为了保证子代健康，建议在孕前开展遗传病筛查。

遗传病如何阻断，何时阻断

遗传病是指生物体内遗传物质的结构和功能发生改变而引起的疾病，具体包括染色体疾病、单基因疾病、线粒体病、多基因病等。遗传病有家族聚集性、先天性、垂直传递性、终生性等特点。需要指出的是，家族性疾病不一定是遗传病，如缺碘引起的甲状腺肿是一种家族聚集性、地缘聚集性疾病，但不是遗传病。遗传病有时也没有明显的家族聚集性，如新发突变导致的显性单基因疾病并无家族聚集现象，父母及祖辈都是正常人，孩子却由于新发基因突变患有遗传病。隐性单基因遗传病的携带者不会发病，但致病变异可能会代代相传，当夫妻双方携带有同一个基因的致病变异时，他们生出的孩子有四分之一的发病概率。

所以，我们需要在孕前或孕早期进行单基因遗传病筛查，以及时发现致病变异的情况，从而进行有针对性的介入。现在，我们可以通过辅助生殖和植入前胚胎遗传学检测（俗称第三代试管婴儿），或者产前诊断，阻断严重遗传病导致的出生缺陷。

目前，大众对于孕前筛查的重要性和必要性普遍认识不足。其实，孕前筛查早就有成功的实践了。比如，之前地中海贫血高发国家塞浦路斯，自 1973 年开始实施相关防控政策，采取强制性筛查，经过多年努力终于实现重型地中海贫血患儿"零"出生。又如，我国广西壮族自治区自 2010 年开始实施地中海贫血防治计划，也取得了很好的成效，重型地中海贫血患儿出生率从 2010 年的 2.26/ 万下降至 2020 年的 0.22/ 万，总体下降90.26%。

地中海贫血只是数千种单基因遗传病中的一类疾病，目前已知的单基因遗传病有 8000 余种。虽然每种疾病的发病率不高，但这些疾病的综合发病率高达 1/100。
若我们去做单基因病的筛查（扩展性携带者筛查），很
可能会发现每个人都是携带者。有研究发现，针对 448
种单基因病进行筛查，平均每人携带 2.8 个隐性遗传
病的致病变异。所以，携带本身并不可怕，隐性携带者
自身不会发病；夫妻中只有一方携带，问题也不大；但
一旦夫妻双方"非常巧合地"携带了相同疾病的致病变
异，就有 1/4 孕育患病后代的概率。

若有家族遗传病史，携带遗传致病基因的概率更
高，更应到专业机构接受遗传咨询及必要的遗传检查。

除了上面讲到的隐性单基因遗传病，还有一半的
单基因病是显性遗传病。显性遗传病患者子女发病率更
高。人类疾病中的多指、软骨发育不全、先天性白内障
等数百种遗传性疾病都是常染色体显性致病基因所致。
所以，一定要重视孕前遗传咨询。通过遗传检测，若找

到致病基因，可通过试管婴儿技术或者产前诊断进行阻断，避免家族性遗传疾病代代相传。

值得强调的是，显性单基因遗传病有 70% ~ 80% 是新发突变造成的，比如软骨发育不全、努南综合征等。对于新发突变引起的显性单基因病，无法通过检测父母的基因排除相关风险。

对于这些疾病而言，有一些可以在孕晚期通过超声检查发现，有一些通过超声检查也不能发现。因此，在产前做遗传检测是阻断显性单基因遗传病最有效的方式。

综上，遗传病的阻断要从孕前开始（有些遗传病只能在产前进行阻断）。

家族里有遗传病患者，后代一定会得相应的遗传病吗

这个问题的答案是——不一定！有家族遗传病史，只能说明携带遗传致病基因的概率较高，意味着应该到专业的机构接受遗传咨询及必要的遗传检查。医生会建议患者先做遗传检查以明确是否携带有致病基因，之后再进行相应的致病基因检测。如果患者没有遗传到致病基因，后代一般不会得相应的疾病。若患者遗传到致病基因，基于检测到的基因的遗传方式，以及配偶的相关检查结果，医生会做出生育风险的评估。

对于有家族性遗传病史的人而言，一定要避免两个极端：一是完全无视家族病史，完全不重视；二是过分担心，每天为此惶恐不安。正确的应对方法是：第一，尽可能多地了解自己的家族病史以及相关情况，并给予

足够的重视，比如家族成员的患病年龄、具体症状等；第二，及早进行遗传病咨询，并要在医生的帮助下明确致病基因的携带情况，甚至采取相应的干预措施。

过于担心，完全没有必要。疾病不会因为我们的担心而自动消失，寻求医学帮助，进行合理的医疗干预才是关键。

家族中有肿瘤患者，如何逃脱遗传宿命

家族遗传性肿瘤是指由特定基因突变导致并具有家族聚集性的肿瘤，这里说的特定基因包括原癌基因、抑癌基因，如 BRCA1、BRCA2 基因突变可能导致乳腺癌—卵巢癌综合征。虽然携带先天性的致癌突变并不一定会导致癌症，但的确大大增加了携带者一生中的患癌风险。因此，进行相关筛查很有意义，对于具有肿瘤家

族史的人群而言更是如此。由于有些肿瘤易感基因是会通过遗传代代相传的，后代可能因为遗传了相关致病基因而更容易患相应的肿瘤。大多数肿瘤易感基因是常染色体显性遗传，后代有 50% 遗传到相关易感基因的概率。因此，家族中有肿瘤患者，一定要重视遗传性肿瘤基因检测，并以此为基础进行肿瘤遗传风险评估、预防和管理。对于携带肿瘤基因的准父母，现在还可以通过试管婴儿技术，来"定制"一个不携带肿瘤易感基因的健康孩子，从而让孩子逃脱肿瘤遗传宿命。

乳腺癌、肝癌、胃癌等都有家族聚集的现象，但它们并不都属于单个基因突变导致的遗传性肿瘤，有些是基于多基因遗传发生的。当然，其发病还受环境因素、情绪因素、心理因素等影响。

某个家族肿瘤高发，表明这个家族可能存在相关风险基因。例如，母亲患有乳腺癌，女儿得乳腺癌的概率相比其他女性可能高出 2 ～ 3 倍，因为母亲有可能将相关风险基因遗传给女儿，让女儿具有"乳腺癌体质"（得乳腺癌的概率比其他人大），但是这并不代表女儿就一定会得乳腺癌。如果预防措施做得好，一个有乳腺癌体质的人也可以避免乳腺癌。

遗传筛查怎么做

哪些人应特别重视遗传筛查？有不良孕产史或家族遗传病史的人一定要做遗传筛查，除了做必要的染色体检查外，还应针对高发的单基因遗传病进行有目的的筛查。

遗传筛查要注意以下四种情况。

1. 要重视染色体非整倍体异常筛查。一般都应进行染色体遗传病的产前筛查。高龄女性（35 周岁以上）

相比年轻女性更容易生出患唐氏综合征（染色体非整倍体异常所致）的孩子，因此非常有必要做产前筛查或者直接进行产前诊断。目前，通过无创产前检测技术筛查染色体非整倍体异常广泛应用于临床，被广大孕妈妈接受。

2. 若有胎停、流产、死产史，或者生育过多发畸形儿，夫妻双方一定要做染色体相关检查。例如，夫妻双方有一方为染色体相互易位或者罗伯逊易位携带者，自身通常没有相关的健康问题，但有很高的流产发生率，甚至可能生出染色体异常的畸形儿。

3. 要注意排查夫妻双方是否带有遗传致病基因变异。如果发现了阳性的筛查结果，要进行针对性的基因阻断或预防。若携带有肿瘤易感基因，不仅可以考虑在生育时进行阻断，还可以通过健康管理进行预防或早诊断、早治疗。

4. 要注意父母的年龄状况。高龄父母,特别是高龄父亲（40 周岁以上）,更可能生出有问题的孩子。已经有很多研究证明,孩子的基因发生新发突变的情况与父母年龄成正相关。父亲每增加 1 岁,孩子将增加 1.51 个新发突变;母亲每增加 1 岁,孩子将增加 0.37 个新发突变。如果新发突变刚好发生在特定的致病位点上,就可能导致相关疾病。

孟德尔定律

　　孟德尔定律，即孟德尔遗传规律，由遗传学家格里哥·孟德尔于1865年提出，经典遗传学由此诞生。

　　孟德尔定律揭示了遗传学上的两个基本定律——分离定律和自由组合定律。

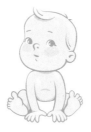

出生缺陷与孕妈妈的生活方式有关吗

越来越多的研究表明，生活方式健康与否与罹患疾病、优生优育等存在直接或间接的关系。饮食质量、食物的安全性、水源和空气污染等都会增加出生缺陷的发生风险。孕妈妈的生活方式不健康，胎儿可能出现发育畸形，发生出生缺陷。

想孕育一个健康的孩子，尤其要注意营养均衡。随着生活水平的提高，还要警惕营养过剩带来的相关隐患。很多上班族为了方便、省事，经常以外卖食品为一日三餐，而外卖食品通常热量过剩而优质蛋白和维生素不足。蛋白质、维生素是孕妈妈在孕期要特别注意补充的。孕妈妈在孕期一定要注意一日三餐的营养搭配。各种维生素、优质蛋白、碳水化合物、脂肪等的摄入要均衡。

此外，孕妈妈要保持快乐的心情，要适当运动，远离有毒有害的环境，经常到鸟语花香的环境中游玩。这种积极乐观的生活方式，对生育健康孩子是非常有益的。

曾生出健康孩子，之后还要做遗传筛查吗

这个问题的答案是肯定的。有些女性此前生的孩子十分健康，再生育时她们就不怎么关注优生优育的问题了，对孕检更是不上心。在这里，我们郑重提醒，生每一胎都要做足检查。生育二胎、三胎，更应如此。

这样做不单是为了避免遗传因素导致的遗传问题。年龄相对较大时，女性身体的自然基础会发生相应改变。这种变化对孕育孩子会不会有影响呢？必须由各种检查说了算。

同时，从遗传的角度来说，第一胎是健康的，并不代表第二胎、第三胎是健康的。除了染色体新发突变的情况不可避免，如果夫妻双方都携带某种常染色体隐性遗传病的致病变异，就有 25% 生出有遗传病孩子的概率。第一胎健康，可能是因为侥幸，但第二胎、第三胎可能就不会如此幸运了。

我们来看这样一个案例。一个妈妈生了一个健康的孩子，怀二胎时她没有严格做孕前检查。结果，她第二个孩子出生后被发现患有甲基丙二酸血症。之后，这对夫妻被医院要求去做相关检查，结果他们都是甲基丙二酸血症这个隐性遗传病相关基因的携带者。残酷的现实让这对夫妻欲哭无泪。可见，一定要重视孕前筛查，以避免生出有出生缺陷的孩子。

特别提醒

通过本节内容，我们可充分认识孕前遗传咨询及产检的重要性。我们每个人都要重视孕检，更要科学地对待孕检。

以前长期存在的一些医学谜团、技术难题，在我们这个时代已经被破解和突破。我们是幸运的，因为我们有日益发达的医学技术的支持。

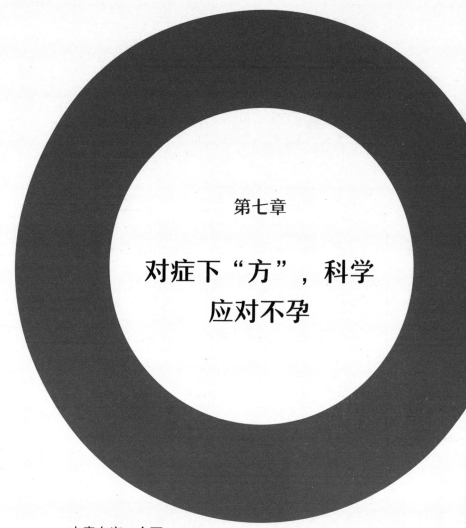

第七章

对症下"方"，科学
应对不孕

本章专家：金丽

　　复旦大学附属妇产科医院妇科内分泌与生殖医学科主任
医师，博士研究生导师。长期从事妇产科及辅助生殖技术的
研究和临床实践，擅长不孕不育症的诊治，以及试管婴儿技术、
生殖相关微创手术的临床实践。

随着生活节奏的加快、生活方式的改变及环境的变化，不孕不育的发病率逐年升高，很多人甚至久备不孕。

也就是说，我们的社会正面临严峻的生育危机。是的，这不是危言耸听。做好生育能力的评估，及时发现不孕不育的信号，对症下"方"，才能提高生育能力。这也是促进社会可持续发展的需要。

孕育生命很像种一棵树

孕育一个健康的生命，很像种一棵树。我们种下一颗"种子"后，它能不能长成"参天大树"，与很多因素有关。首先，"种子"质量要保证。这来源于两方面，即爸爸和妈妈。其次，精子与卵子要有机会相遇。这就需要一个桥梁，那就是女性的输卵管。精子与卵子顺利、健康地结合，才能成就一个健康的胚胎。最后，胚胎是生命的种子，需要各种营养以健康成长。从某种意义上讲，健康的子宫是胚胎最终长成健康胎儿的保证。

基于健康的子宫及合适的时机，胚胎才能健康成长。子宫并非在任何时间都能够容纳胚胎。我们常说，春天播种，秋天收获。我们如果在冬天播种，种子也许可能因温度太低而夭折。"种子"从进入子宫到长成"健康的树苗"，需要一个特别好的环境，需要及时、充足的营养。适宜的温度，均衡、规律的营养供给都是必要条件。

也就是说，在孕育生命的过程中，需要定期进行各种检查，并保持健康的生活方式，以预防孕期并发症的发生。

我们提倡的备孕过程，实际上是身体、心理的调整过程。从亚健康状态调整到全面健康状态，从心理上做好迎接新生命的准备，才算具备了怀孕的资格。

可导致不孕的几个问题

一般来讲，维持一年以上正常的性生活且没有采取任何避孕措施却没有怀孕，叫作不孕。

久备不孕者，要及时检查，以明确原因。然而，我们也要明白，怀孕是需要一些时间的。在日常门诊中，我们经常碰到一些年轻女性，她们刚刚解除避孕措施一两个月，没有如期怀孕，就十分焦虑："为什么我没有怀孕？"

其实，在正常性生活的基础上，一两个月内没有怀孕是正常的。不要为此焦虑，不要轻易把"不孕"这顶帽子扣到自己的头上，更不要一天到晚往医院跑。过度的焦虑可能影响怀孕的成功率。

一般来讲，以下几个问题最容易导致不孕。

月经失调

大部分女性的月经失调源于排卵障碍。无排卵性月经不规则是非常重要的信号。有些女性觉得，不来月经也蛮好，方便自己工作、生活。其实，如果月经周期不规则，比如一两个月、三四个月甚至半年才来一次月经，须到医院就诊。还有一些情况也会导致月经失调。

月经失调可有月经前、经期的腹痛及全身症状。此外，若有特别严重的痛经，很可能是因为存在子宫内膜异位症，这也是不孕的一大原因。甲状腺功能减退可以引起月经不调，影响生育。

子宫"土壤"不良

如果月经量特别少，或者从来没有来过月经，有可能是因为存在先天性发育不良、先天性无阴道、先天性无子宫等情况。这均会导致没有月经，当然也会导致不孕。

此外，在接受过一些诊疗之后月经量突然变得特别少，可能是因为子宫内膜受到了损伤。子宫内膜受损可导致宫腔粘连，从而导致不孕。

通俗地解释，以上情况下的子宫"土壤"不适于"种子生根发芽"。

输卵管问题及其他相关问题

有急性盆腔炎或有盆腔炎病史，以及有结核病史或可能接触过结核病病菌的人，很可能到备孕时才发现一些问题。

结核菌除了会侵犯肺部，还比较容易侵犯生殖系统，特别是女性的子宫内膜、输卵管等。这些地方一旦遭遇结核菌侵犯，可能直接导致不孕。

输卵管堵塞、卵巢囊肿等也会造成不孕。

精子与卵子相遇的"桥梁"——输卵管出问题后，可想而知它们只能像"牛郎""织女"一样隔"桥"相望。如此，何谈受孕？

另外，子宫腺肌病、子宫内膜异位症等也都是可造成不孕的重要原因。

其他疾病

除了前述三种情况，其他一些身体状况也可能导致不孕。比如：严重的糖尿病会导致代谢异常，进而导致孕育能力下降；肥胖会造成很多基础疾病及内分泌失调，从而影响怀孕；等等。

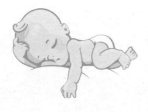

特别提醒

体重指数（BMI）=体重（kg）/身高（m）^{2}。一般来讲，体重指数为24～27.9属于超重，在28以上属于肥胖，在30以上属于高度肥胖。

正常来说，超重及肥胖的女性怀孕的概率会降低。

实际上，如果体重超标，即使没有生育要求，也应减肥。毕竟，超重甚至肥胖给身体健康带来的隐患很多。

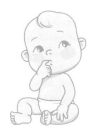

可能导致不孕的几种生活习惯

不良的生活习惯可能导致不孕，这已是不争的事实。对于正在备孕的男女来说，都要关注自己的生活习惯、生活方式。精子是否能健康、活泼地去"约会"卵子，对怀孕来讲非常重要。生孩子绝不是女性单打独斗，是男女双方共同努力的结果。

以下几种生活习惯极可能导致不孕。

生活没有规律

生活没有规律，长期熬夜，生物钟完全混乱，不仅会导致脸上冒痘痘、脾气暴躁，甚至会引起内分泌失调，导致月经失调，从而导致不孕。

精神压力大

当内分泌系统正常运转时，女性才能够有一个好的循环系统，才可以让月经规律，才可以规律排卵。如果精神过度紧张、心理压力较大，可能使大脑、下丘脑、垂体、性腺的调控轴被打乱，导致内分泌失调，造成排卵障碍、月经失调，最终导致不孕。

吸烟、饮酒成瘾

吸烟、饮酒成瘾，可能使卵巢的功能，以及精子的活力、数量，受到影响。如果每天饮酒，甚至经常酗酒，对生殖功能的影响很大。吸烟不仅可导致精子、卵子质量下降，而且对子代的早期发育及远期健康也有不良影响。在备孕阶段，男女双方都要远离烟酒。

不健康的饮食习惯

高糖、高脂、高盐饮食容易导致代谢性疾病，从而引起不孕。过度节食减肥则可能导致内分泌失调，引起月经的改变，甚至闭经，导致不孕。

饮食习惯能反映一个人的身体健康状况。"三高"大多数是吃出来的。"美味不可多用"实际也是真正的养生真理。粗纤维或少糖少油的食物虽不好吃，对人体健康却十分重要。均衡摄入才是健康的饮食习惯。

为什么随着年龄的增长生育能力会下降

有数据表明，随着年龄的增长，女性的孕育能力会逐渐下降。不孕症的发病比例在不同年龄阶段女性中有较大差异：在 24 ～ 29 周岁女性中，不孕症发病率是 6% 左右；在 30 ～ 35 周岁女性中，不孕症发病率上升到 15%；在 35 ～ 39 周岁女性中，不孕症发病率为 30%；在 40 周岁以上女性中，不孕症发病率高达 60% 甚至以上。

女性孕育能力下降的原因是多方面的，本书在前面讲过，随着年龄的增长，身体状况会走下坡路。比如，卵巢功能会慢慢减弱。在 35 周岁之后，这种变化尤其明显。30 ～ 40 周岁是女性事业、生活交织最紧密的时期，很多女性进入了"上有老，下有小"的"担责时期"。事业上升期的压力、照顾老人的压力、教育孩子的压力、不良情绪经常光顾等都会导致生育力下降。

第六次全国人口普查结果显示，我国女性平均生育年龄为 29.13 岁。与第五次人口普查相比，我国女性平均生育年龄上升 2 岁。也就是说，我国女性生育第一个孩子的平均年龄已相对延后。

许多 30 岁左右的年轻女性正在为学业、事业拼搏，多重压力可能会让她们错过最佳生育时期，也可能让她们把身体上的不孕信号下意识或有意识地忽略掉。

随着年龄的增长，女性卵子储备逐年减少。青春期之后，女性的卵子一直在减少，且是一批一批地在减少。女性年龄越大，"种子"的储备越少。卵子少了，其平均活跃度、与精子"交友"的能力也会随之降低。

除了数量会减少，卵子质量也会降低。卵子的质量取决于外围颗粒膜细胞、卵母细胞中的线粒体以及卵核中携带的染色体基因。线粒体是卵子质量的标志，被称为卵子的"生命源泉"。随着年龄的增长，线粒体的功能包括一些遗传物质都容易发生问题。这些因素可导致卵子数量减少、质量下降，从而导致受孕能力减弱。

随着年龄的增长，妇科炎症等基础疾病的发生概率会增加，盆腔疾病有时会殃及卵巢甚至导致卵巢功能早衰，直接导致生育力下降。此外，接触有毒有害物质，特殊的治疗方式，如放疗、化疗等，也会影响生育能力。

很多人年龄大了，想要孩子，备孕好久怀不上，就会产生焦虑情绪。有些人之前可能不想生孩子，但随着年龄的增长，想法变了，再加上身边人的催促，会从一个极端走到另一个极端，非常担心无法怀孕。殊不知，过度的焦虑情绪更容易导致不孕的发生。

特别提醒

　　年龄偏大和孕育不是对立的。一方面，想孕育时不用过于担心年龄，年龄相对偏大并不绝对说明生育能力会有问题。高龄女性想怀孕，可以先去寻求医生的帮助，或许可以避免不孕的发生。另一方面，超过黄金生育年龄的女性，做好孕检工作，按照医生要求备孕，也是可能怀孕的。当然，高龄怀孕容易发生异常妊娠。若做好防护工作，这个问题可以解决。

　　当然，我们还是要倡导女性适龄生育，即在最佳的年龄孕育。

长期服用避孕药会不会影响怀孕

口服短效避孕药相对安全。其实，我们须对避孕药多一些了解，有些避孕药对治疗不孕有帮助。比如，多囊卵巢综合征患者有排卵障碍，若合并高雄激素状况，可以用避孕药来调理。有时为了调节激素水平，促进自发性排卵，也可使用避孕药。

紧急避孕药对备孕、身体有一定影响。如果没有怀孕计划，一定要实施有安全保障的性行为，不要把紧急避孕药当成"救命稻草"。紧急避孕药有一定的副作用，可能把人体内分泌全盘打乱，对生殖功能也有不良影响，且容易造成宫外孕。

有人觉得每天服用短效避孕药很麻烦，一旦漏服会影响避孕的功效。然而，紧急避孕药的使用虽然相对方便，但随便使用是有风险的，坚决不提倡。

特别提醒

　　推荐男方使用避孕套避孕。这既不会影响女性的生殖能力，又能大概率避免意外怀孕。使用避孕工具避孕是健康的、值得提倡的。

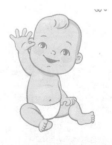

患有习惯性流产，还能生下健康的孩子吗

所谓习惯性流产，是指连续 3 次或 3 次以上在同一妊娠月份发生自然流产。习惯性流产并非人为造成，也非外力创伤所致。

首先，要明确习惯性流产的原因。比如，夫妻中有一方存在染色体异常，那么胚胎存在染色体异常的概率就会增加，就会发生习惯性流产。

其次，胚胎没问题，但子宫"土壤"不好。这需要针对子宫"土壤"采取措施以真正解决问题。或治疗，或调理，让子宫"土壤"健康、饱含营养，保胎才有可能。

最后，子宫"土壤"还可以，然而子宫大"环境"不好。如胰岛素抵抗、糖尿病、高脂血症、免疫因素等，对胚胎来说都是不安全因素。

　　针对以上不同原因，可以采取不同的措施进行"辨证施治"。

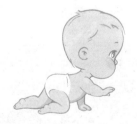

特别提醒

习惯性流产患者不用过于担心，应逐项检查，如排卵情况、染色体情况、有没有基础疾病、代谢是否有异常等。找到问题所在，才可能解决问题。

如果有染色体问题，可以通过第三代试管婴儿技术解决，即植入胚胎前先做遗传学检测。将通过遗传学检测的胚胎植入子宫，可降低流产的发生率。

　　另外，有人经历过宫外孕，心里有阴影，特别害怕自己丧失生育能力。其实，这是没有必要的。应该在医生的建议下进行详细的检查，以及不同程度的治疗，千万不要作茧自缚。

　　现在，医学如此发达，很多问题都可以得到有效解决。

一旦遭遇不孕，下面几种方法也许可以帮到你

排卵监测

　　可以在家进行较为简单的监测，每天早上起床后，记录基础体温，连续监测一个月。可从一次月经来潮开始，监测到下一次月经来潮开始时，这正好是一个月经周期。由此，可根据体温变化来判断排卵情况。这个方法的缺点是，体温易受外界影响，从而导致监测误差。

相对更为精确的方法是卵泡监测。卵泡监测指通过不同的方法检测卵泡的发育过程以及排卵情况。常用的卵泡监测方法是 B 超监测。每个月经周期一般只有一个卵泡能够发育成熟。在一个月经周期的第 3 ~ 5 天，可以在卵巢内监测到小卵泡。卵泡随后逐渐成长，并在下一次月经来潮前 14 天左右发育成熟，然后就会发生排卵。卵泡长到直径为 1.8 厘米左右时就算发育成熟，随之可能会在 24 小时内排卵。部分女性可能存在早排卵的情况，可通过 B 超监测发现。对于月经周期为 28 天的女性而言，可以从一个月经周期的第 10 ~ 12 天开始监测卵泡发育以及排卵情况，以后可以每 2 ~ 3 天监测一次。若监测到成熟卵泡，而且确定卵子能排出，就算是找到了正常的排卵时机。

卵泡监测在一定程度上能够帮助女性找到最好的同房时机，从而增加怀孕成功率。在卵泡监测的几个方法中，B超监测有准确性高、操作简单、安全、无创、实用、有效等特点。可实施连续监测，以找出病因，或观察卵泡的生长发育情况。

卵巢基础功能评估

性激素6项检查一般在月经来潮第2～3天进行。抗缪勒管激素（AMH）检查可以在任何时间进行。窦卵泡数目可以通过B超检查获得。

输卵管检查

主要是看输卵管是否通畅。常用的方法是做子宫输卵管造影，一般在月经结束后第3～7天进行（此期间不能同房）。但是，目前输卵管造影检查的准确率并不是100%。输卵管会自然收缩。如果输卵管发生痉挛，则造影结果可能是不通畅，但这很可能是痉挛造成的假性不通畅。另外，有些人的输卵管虽通畅，但功能不好、动力不足，无法将受精卵顺利送回子宫着床。

还可以通过腹腔镜来监测盆腔情况。先对输卵管进行造影检查，明确诊断后，再通过宫腔镜进行治疗。

当然，这些措施只适合有需要的人，不推荐所有人都做。

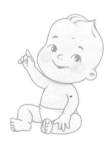

特别提醒

备孕双方若存在不孕风险，男方的检查也很重要。比如，要查一下精液常规。精液可能发生的问题，主要包括数量不足、活力不够以及畸形率过高。

精液常规检查可以把相关问题都检查出来，且结果比较准确。

男方确定没有问题，女方再去检查。有些男性觉得女方不孕不关自己的事儿，这是不对的。夫妻双方都要做检查，这样医生才能做出更加精准的诊断。

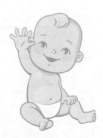

对症下"方"，应对不孕

排卵功能障碍导致的不孕

一般情况下，要先到医院通过全面的检查确认不孕是排卵障碍导致的，并要找到具体原因再对症治疗。要注意的问题有两个：一是要到正规医院检查，二是要真正确诊后再对症治疗。

导致排卵障碍的原因不同，相应的处理措施也不同。对于甲状腺功能不好的患者，建议补充甲状腺素。有排卵障碍的患者，可以使用促排卵药物进行治疗。日常饮食不健康、工作压力过大、精神紧张等也会导致排卵障碍，因此也要注意从日常生活入手改善排卵问题。

还是要强调一下，遇到上述情况，一定要先去医院明确诊断，然后再进行对症治疗。单纯的排卵障碍通过对症用药可以得到有效医治。

输卵管问题导致的不孕

重要的问题需要反复强调：输卵管不是一个简单的管道。输卵管有生理功能，有运输和分泌液体的功能。"精"与"卵"能否实现"团圆"，成功孕育成胚胎，输卵管的运输功能起着决定性作用。精子进入阴道后，通过子宫到达输卵管的壶腹部与卵子结合，形成受精卵。之后，受精卵会通过输卵管的运输回到子宫着床。如果输卵管功能不全或遭到破坏，精子与卵子的结合、受精卵的着床会受影响，这就很难实现怀孕。

处理输卵管的问题，需具体情况具体对待。对于炎症引起的问题，经检查后，若不是特别严重，可使用抗菌消炎药物治疗。如果输卵管严重堵塞，需通过输卵管介入手术，或宫腔镜、腹腔镜联合手术进行治疗。此类患者如果合并高龄或其他不孕的高危因素，可以考虑直接选择做试管婴儿。无论如何，务必去正规医院，基于医生的正确诊断，并在医生的指导下进行治疗。

子宫因素导致的不孕

对于子宫因素导致的不孕，要明确诊断后再实施治疗。首先要确认子宫是否存在异常或发育问题。子宫可能存在的问题有子宫先天畸形、子宫发育不良、双角子宫、残角子宫等，这些先天疾病都有可能造成不孕。

子宫的病变也可导致不孕。最好根据患者的具体情况制订个性化的治疗方案。如果内膜受损、宫腔粘连，可以通过宫腔镜把粘连分开，并通过使用药物促使内膜重新生长。如果有子宫内膜息肉，可以通过宫腔镜进行子宫内膜息肉摘除术。

患者若存在黏膜下肌瘤，可以通过手术治疗，宫腔镜手术是首选。如果子宫内膜特别薄，可以采用补充雌激素等治疗方式。

　　子宫因素导致不孕的情况比较复杂，建议备孕之前对子宫做全面检查。

　　在日常生活中，还要注重孕育"环境"的保护。比如，性行为前后的清洁程序、备孕期的规律生活等都是保护子宫"环境"的有效措施。

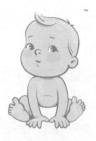

特别提醒

不管哪个年龄段的女性，如果想要提高自己的生育能力、顺利怀孕，需要谨记以下三点：首先，要放松心态，缓解焦虑；其次，要保持健康的生活习惯；最后，要科学备孕。

我国近年来对于不孕不育症的研究与治疗十分重视，对各种常见病导致的不孕不育有了十分有效的治疗方式。

我们需要做的是，千万不要讳疾忌医。从备孕开始，就要到医院去做专业检查，把专业的事情交给专业机构做。根据检查情况，设计自己的孕育目标，可避免多种问题。

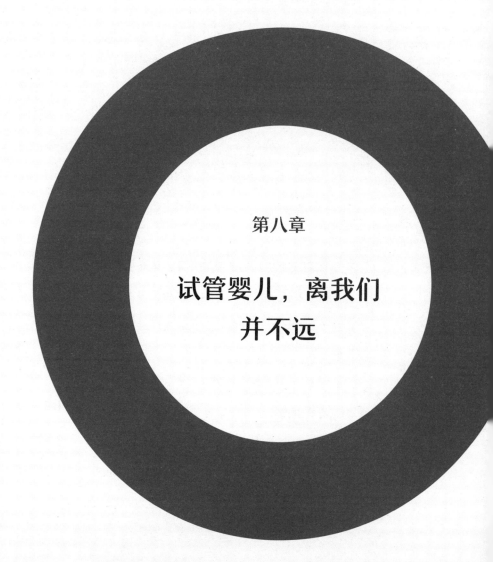

第八章

试管婴儿，离我们并不远

本章专家：吴琰婷

复旦大学附属妇产科医院妇科内分泌与生殖医学科主任医师。擅长不孕不育、月经不调、多囊卵巢综合征、各种类型流产的诊治，以及试管婴儿技术的临床应用。

什么是试管婴儿？试管婴儿是"体外受精—胚胎移植"技术的俗称，具体而言指使用人工方法让精子和卵子在体外结合，然后将胚胎移植至体内的技术。

　　试管婴儿技术是应对不孕不育症的终极技术手段，是目前助孕成功率最高的方法。

　　新生命的诞生比我们想象的要复杂得多，我们应该如何科学地看待试管婴儿技术呢？

试管婴儿技术的发展

世界上第一例试管婴儿 1978 年出生于英国。目前，全世界试管婴儿已达千万。

我国第一例试管婴儿 1988 年出生于北京。我国真正大规模在临床运用此项技术是在 20 世纪 90 年代之后。随着试管婴儿技术在各级医院的普及，再加上相关医务人员对技术难点的把握，试管婴儿技术如今已得到长足发展，不孕不育群体广泛受益。

当前，随着相当多的妇产科医生掌握了该项技术，以及技术难度逐渐降低，试管婴儿技术已经发展到相对成熟的阶段。据不完全统计，我国的试管婴儿每年都以数十万的数量在递增。

试管婴儿技术，从操作层面来说，肯定存在一定的风险。不过，目前对风险的防控能力已经得到加强。一是相关技术已经越来越成熟，二是常见并发症的发生率越来越小。在一些成熟的医疗机构，相关并发症发生率在千分之一左右，且有很好的药物来预防和治疗。

综上所述，目前试管婴儿技术不管是对母亲还是对孩子，基本上都是安全的。

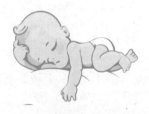

特别提醒

1978年7月25日，世界上第一个试管婴儿路易丝·布朗在英国出生，这标志着人类在胚胎学上的重大进步。

1988年3月10日，我国著名妇产科专家张丽珠培育的中国第一个试管婴儿在北京出生，我国的医学史翻开新的一页。

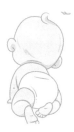

哪些夫妻可以考虑做试管婴儿

一对正常的夫妻有一年以上正常的性生活却没有怀孕，即为不孕。据大数据统计，对于有正常性生活的夫妻而言，80% ~ 90% 的女性一年之内能够怀孕。如果认真备孕一年却没有怀孕，一定是哪里出了问题，建议尽快到医院做相关检查。

任何人在怀孕之前都应该做孕前检查。38 周岁以上女性、45 周岁以上男性，在备孕前更应该做孕前检查。一般而言，女性最佳的生育年龄是 25 ~ 30 周岁，这以后女性卵巢功能将逐步减退。45 周岁以上的男性，身体状况开始走下坡路，可能出现精子成活率不高、畸形精子率高等问题。

输卵管堵塞、子宫内膜异位症、排卵障碍、人工流产术后调理不当引起的感染、输卵管炎、子宫内膜炎等，均可造成女性不孕。少精、弱精、性功能障碍等均可造成男性不育。

也有人可因一些特殊情况不能如愿怀孕。比如，有人做了很多妇科检查或男科检查，均没有找到原因，但就是怀不上孩子。还有人会发生免疫性不孕、遗传因素导致的不孕等。这均为不明原因的不孕。

以上相关人群均可考虑通过试管婴儿技术获得孕育新生命的机会。

并非所有人都适合做试管婴儿

我们在上面悉数讲了一下适合做试管婴儿的人，但是对于具体个体而言，究竟能否做试管婴儿，还要根据其健康状况做相关研判。比如，患有某些疾病的人不能孕育新生命。

有一些人患有特殊的、严重的疾病，在医学上不建议孕育新生命。比如，肺结核、传染性疾病、乙肝发作期、精神分裂症、精神类疾病、特殊遗传病等患者不适合孕育新生命。在没有治愈时，这些疾病有传染、遗传倾向。这样的患者怀孕不符合优生优育原则，这样的患者既不适合自然孕育新生命，也不适合做试管婴儿。

有的地方则在伦理层面有要求。比如，年龄太大者不能做试管婴儿。年龄太大者，从优生优育角度而言，不适合用任何辅助生殖技术孕育新生命。

试管婴儿的成功取决于哪些重要因素

试管婴儿的成功与女方的年龄密切相关。女方年龄越大，成功率越低。从科学角度看，试管婴儿技术发展至今，集成了很多现代化医疗手段，成功率不断提升。但这并不意味着每次手术都能成功。目前，一个胚胎移植周期的成功率为 40% ～ 50%，成功孕育的机会为30% ～ 40%。38 周岁以下的女性，首次实施试管婴儿手术的成功率高达 55% ～ 60%，然而 40 周岁以上女性相应的成功率只有 10% ～ 20%。

这样的现实还是有点残酷的。在实施试管婴儿手术前，对于高龄不孕女性来说，做好物质与精神的双重准备是非常必要的。

不孕病因不同，成功率也不同。比如，对于有显性单基因病的患者而言，50% 的胚胎是正常的。然而，染色体病患者的胚胎可能只有极少是正常的。

小心试管婴儿并发症

首先是卵巢过度刺激综合征。取卵手术，是将一根针通过阴道直接刺入卵巢，把卵子取出来。这虽是微创手术，但也存在出血或者感染的风险。体外受精成功以后，可能会有胚胎不发育的情况。为了增加成功率，一般会采用促排卵措施。一次取卵手术可能取 10 个甚至 20 个卵子，得到健康胚胎的成功率由此会大大提高。促排卵措施有可能导致并发症。

因为促排卵措施，人体会呈现高雌激素状态，血管的通透性会增强。在这种情况下，血液里面非常宝贵的蛋白质可能通过血管膜渗到腹腔、肾脏、胸腔等部位，甚至导致胸腔积液和腹腔积液，患者由此可能会感觉到肚子特别胀。

卵巢正常情况下大小约 3 厘米。如果发生过度刺激综合征，卵巢可以增长到 10 厘米左右。患者可因肚子胀而感觉特别难受，甚至难以进食。

还有一种情况是卵巢扭转。如果有剧烈运动，甚至有时没有剧烈运动，都可能发生卵巢扭转。一旦发生卵巢扭转，需要手术治疗。

还有极少数人会发生呼吸困难，甚至发生血栓。

这些并发症，有的让人很难受，有的非常危险。

当然，这些情况的发生率非常低，在成熟的生殖中心不到千分之一。

特别提醒

目前，对于任何试管婴儿并发症，都有很好的药物可用于预防与治疗。

同时，因相关技术日趋成熟，严重并发症越来越少。

需要做试管婴儿的夫妇大可放心做。

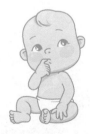

正常情况下孕多胎的发生率是怎样的

在自然怀孕的情况下，怀双胎的概率是 1/89，属于低概率。自试管婴儿技术实施以来，双胎的发生概率达到 30% 左右。有地方出台政策，第一次做试管婴儿时，只能移植 1 个胚胎；如果第一次没成功，之后可以移植 2 个胚胎。这是为了尽可能控制多胎情况的发生。即便如此，双胎率仍有 20% 左右。

多胎对准妈妈、对胎儿的健康都有不利影响。一般的怀孕者，3 个月之后相对来说就比较安全了。但是对于双胎，怀孕 3 个月后的晚期流产率会明显增加。有的双胎在怀孕 5 个月甚至更晚时，仍可发生流产。也即，单胎要安全得多。

特别提醒

　　作为医生，我们深知晚期流产给患者带来的心理痛苦及身体层面的不利影响，因此特别建议不要盲目追求双胞胎甚至多胞胎。每次最好只移植1个胚胎，这对大人和孩子都是最好的选择。

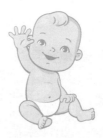

三代试管婴儿技术的利与弊

第一代试管婴儿技术

第一代试管婴儿技术也称常规试管婴儿技术，是此项技术发明的最初阶段。第一代试管婴儿技术操作相对简单，先将精子与卵子取出体外并让它们在试管里自由结合，然后把获得的胚胎移植到女性的子宫中。该技术主要用于解决女性不孕，如排卵障碍、输卵管梗阻或粘连、子宫内膜异位症、卵巢功能低下等导致的不孕，以及情况不是很严重的男性不育。

第二代试管婴儿技术

第二代试管婴儿技术也叫卵母细胞浆内单精子注射技术，具体来讲是指借助显微操作系统将单一精子注射入卵子内使其受精。这是在第一代试管婴儿技术基础上发展而来的。

　　此过程相对来说可能会带来一些风险。卵子就像一枚鸡蛋，在操作过程中，需要在"蛋壳"上钻一个洞，之后把精子注入。第二代试管婴儿技术主要适用于各种原因引起的男性不育症，如输精管梗阻导致的无精症、严重少精、严重弱精等引起的男性不育。

　　1992年，比利时医师首次成功应用了卵浆内单精子注射（ICSI）技术，极大提高了试管婴儿技术的成功率。第二代试管婴儿技术的成功在人类发展史上具有里程碑的意义。

第三代试管婴儿技术

　　第三代试管婴儿技术又称胚胎植入前遗传学诊断技术。第三代试管婴儿技术在第一代、第二代试管婴儿技术的基础上更进一步，对技术的要求更高，是对优生优育理论的完善和升华。具体的操作模式是这样的：在移植胚胎前，先对胚胎进行染色体甚至基因分析，以诊断胚胎是否存在遗传问题或是否健康。第三代试管婴儿技术的进步在于筛选健康的胚胎进行移植，防止将遗传病传递给子代。也就是说，这是一个选择胚胎的技术，是一个选择健康孩子的技术。因为操作对象是一个细胞或者极少数细胞，所以这项技术的操作不仅有技术要求，也有设备和人员的要求。因此，这项技术不是每个医疗机构都能实施的。

第三代试管婴儿技术主要适用于存在遗传病的夫妻，如夫妻一方携带异常染色体或致病基因、反复出现胎停或自然流产等。通过这一技术，可将很多遗传性疾病的基因筛选出来，从而避免遗传给后代，如地中海贫血、血友病、先天愚型等。

特别提醒

三代试管婴儿技术的发展，给不同类型的不孕不育症患者带来了希望。做选择时，要根据病因，听从医生的专业建议。一般的不孕症患者，可选择做第一代试管婴儿。第二代试管婴儿技术相对来说在某些方面风险更高。在目前的情况下，做第一代若能解决问题，尽量不做第二代。

第三代试管婴儿技术更适合某些特殊情况。从理论上说，对于单基因遗传病，只要致病基因明确，即可通过第三代试管婴儿技术对胚胎进行筛选。另外，绝大多数染色体疾病也可以通过筛选胚胎来避免后代的健康隐患。

第三代试管婴儿技术并非万无一失

一般来讲，以下人群适合做第三代试管婴儿：夫妻一方为结构异常染色体携带者，如平衡易位、倒位等；既往有 3 次或 3 次以上自然流产史或胎停史的夫妻；既往有 2 次或 2 次以上胚胎种植失败史，准备再次做试管婴儿的夫妻；部分单基因病患者或相关基因携带者；等等。

这里说的只是适合。也就是说，这并不代表做第三代试管婴儿一定能成功，患者的年龄、健康状况都是影响成功率的重要因素。

第三代试管婴儿必须做产前诊断。这是为了防止胚胎诊断出现误差。毕竟，针对一个或几个细胞的诊断容易出现误差。胚胎细胞可能出现的嵌合现象也可能导致误诊。

　　总体而言，对卵裂球的检测并不能完全反映整个胚胎的染色体和基因状况。检测结果可能与胚胎真正的遗传结果存在误差，所以必须进行产前诊断。

　　一定要权衡利弊之后再做决定。第三代试管婴儿技术的应用对孩子的健康是否有影响，目前还没有定论。现在看来，大部分孩子是健康的，但长远的健康状况还是个未知数。

　　若有严重的家族遗传疾病，比如进行性肌营养不良等，可以通过第三代试管婴儿技术，让孩子避免相关疾病。不推荐普通夫妇做第三代试管婴儿。

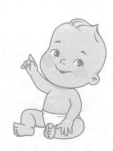

特别提醒

　　不建议健康的夫妻单纯为了追求怀孕成功率而做第三代试管婴儿。

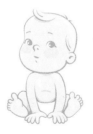

做试管婴儿前需要做相关检查

女性身体状况能不能承受相关手术，是做试管婴儿前应重点考虑的问题。这里特别提醒，要注意经常被忽视的一个问题，那就是牙科疾病。

孕期女性免疫力相对低下，特别容易出现牙科问题。牙科问题很容易影响怀孕。比如，牙周炎能引发流产，许多人对此并不了解。治疗过程中避不开的拍片、使用麻药等，也要注意。总之，在孕前把可能影响怀孕的各种问题提前处理好非常重要。

与怀孕相关的检查，即孕前检查，要做得全面而彻底，不仅要做关于妇科的正常检查，还要做与支原体、衣原体感染相关的疾病的检查，甚至要针对宫颈、卵巢做相关疾病的筛查。

特别提醒

一般来说，不孕不育患者在做试管婴儿之前需做一系列详细的检查和诊断。医生会根据患者的身体状况，选择最适合的治疗方案。

确定要做试管婴儿的女性，要有足够的心理准备。至少要付出1个月以上的时间，才有可能成功怀孕。有些人要坚持1年甚至更长的时间。临床上，常有人因为各种情况中途放弃。

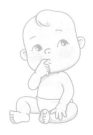

试管婴儿技术涉及的主要手术

取卵手术

即通过微创的方法穿刺取卵。

做取卵手术前要促排卵，即用一些药物让本来每月只发育一个卵泡的卵巢发育多个卵泡。这是一个常规操作。

待卵泡成熟以后，医生在专业仪器的引导下，用穿刺针通过阴道穿刺卵巢，将卵泡液吸出来，送到实验室。在这个手术过程中，患者会经历一些痛苦，甚至可能因意外发生并发症。

胚胎移植手术

对于被取出的精子和卵子，经一系列筛选和处理后，大约在 46 小时后，可进行人工授精。

　　胚胎可通过不同的授精方法培养出来。一般来说，体外发育 2～5 天的胚胎就可以移植了，即植入母体子宫。

　　在正常情况下，胚胎移植对身体不会有任何伤害。在手术过程中，因疼痛感不强，患者不需要用麻药。

　　顺利的话，植入手术在几分钟内就能够完成。将胚胎植入母体 10～14 天后，可初步检测胚胎是否已在子宫内顺利着床。

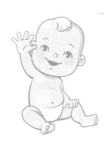

特别提醒

关于试管婴儿的所有操作都属于微创手术，患者基本上不需要住院。植入手术时间一般为几分钟。做完手术以后，休息30分钟左右，如果一切正常，患者就可以回家了。但具体细节不同的医院有不同的规定。

如果胚胎在子宫顺利着床，手术就算成功。孕妈妈进入孕期后，应到普通妇产科，像其他孕妈妈一样接受正常的孕期检查，直到分娩。

不孕不育患者是否都可以做试管婴儿

这个问题要交给医生来判断。医生临床经验更丰富，可以帮助做判断。另外，有一些可遵循的基本原则：一是采用对女性身体损伤较小的办法（比如促排卵、人工授精等）若能成功怀孕，就没有必要做试管婴儿；二是采用普通方法就能解决问题的话，就没有必要支付更多费用做试管婴儿。也就是说，低损伤、更廉价的方法是首选。如果试了很多方法，还没有成功怀孕，可以考虑做试管婴儿。

什么样的人可以申请做试管婴儿

我们知道，要做试管婴儿，前提是要有明确的指征。另外，我国对辅助生殖技术的应用也有非常明确的法律法规。备孕夫妻在申请做试管婴儿之前，要先了解一下相关的法律法规。如果备孕一年以上没有怀孕者，可能存在生理上的问题，可先到医院做相关咨询。可在医生的安排下进行检查，明确原因。若找到不孕不育的原因，且不能通过临床治疗解决，或实在查不出原因，可以考虑采用试管婴儿技术解决生育问题。

试管婴儿是否可以选择性别或数量

我们要明白，试管婴儿技术的重点是让卵子和精子在体外结合。这种"人工授精"的结果是人力不可控的。因此，生男生女不可选择。如果非要选择，是不符合法律规定的。为了保证试管婴儿手术的成功率，医生每次移植时可能会将两三个胚胎同时植入母体，多胎概率由此增大。其中，怀双胞胎的可能性为25%，怀双胎及以上的可能性为30%，但流产率也有20%左右。医生可能会根据患者的身体情况确定是否需要减胎。单胎妊娠是最安全的，成功率也最高。

据有关资料，我国的不孕不育率20年前是2.5%～3%，近年来上升到12.5%～15%。我国的不孕不育患者更是多达数千万，基本上每8对夫妇中就有1对存在不孕不育的相关问题。

同时，"优生优育"理念越来越深入人心。很多人单纯的孕育需求已升级为想要拥有健康孩子的优生需求。从预防新生儿缺陷到阻断遗传性疾病，为辅助生殖技术的发展及应用提供了广阔的空间。

附　录

3 岁以下婴幼儿健康养育照护指南（试行）

　　为贯彻落实《中共中央　国务院关于优化生育政策促进人口长期均衡发展的决定》《国务院办公厅关于促进 3 岁以下婴幼儿照护服务发展的指导意见》（国办发〔2019〕15 号）和《健康儿童行动提升计划（2021—2025 年)》（国卫妇幼发〔2021〕33 号），提升儿童健康水平，促进儿童早期发展，加强婴幼儿养育照护指导，强化医疗机构通过养育风险筛查与咨询指导、父母课堂、亲子活动、随访等形式，指导家庭养育人掌握科学育儿理念和知识，提高婴幼儿健康养育照护能力和水平，特制定本指南。

一、婴幼儿健康养育照护的重要意义

　　婴幼儿时期是儿童生长发育的关键时期，这一时期大脑和身体快速发育。为婴幼儿提供良好的养育照护和健康管理，有助于儿童在生理、心理和社会能力等方面得到全面发展，为儿童未来的健康成长奠定基础，并有助于预防成年期心脑血管病、糖尿病、抑郁症等多种疾病的发生。

儿童早期是生命全周期中人力资本投入产出比最高的时期，儿童早期的发展不仅决定了个体的健康状况与发展，也深刻影响着国家人力资源和社会经济发展。对婴幼儿进行良好的养育照护和健康管理是实现儿童早期发展的重要举措。父母是婴幼儿养育照护和健康管理的第一责任人，儿童保健人员要强化对养育人养育照护的咨询指导。

二、婴幼儿健康养育照护的基本理念

理念是行动的先导，科学的养育照护理念是促进婴幼儿健康成长的重要保障。儿童保健人员要指导养育人充分认识健康养育照护的重要意义，树立科学的育儿理念，掌握科学育儿知识和技能。

（一）重视婴幼儿早期全面发展

0～3岁为婴幼儿期。婴幼儿早期发展是指儿童在这个时期生理、心理和社会能力方面得到全面发展，具体体现在儿童的体格、运动、认知、语言、情感和社会适应能力等各方面的发展。早期发展对婴幼儿的成长具有重要意义，养育人要关注婴幼儿的全面发展。

（二）遵循儿童生长发育规律和特点

养育照护中养育人要遵循婴幼儿生长发育的规律，尊重个体特点和差异，不盲目攀比，避免揠苗助长。要做好定期健康监测，及时关注婴幼儿生长发育异常表现，做到早发现、早诊断、早干预。

（三）给予儿童恰当积极的回应

养育人要了解各年龄段婴幼儿身心发展特点，在养育照护中应关注婴幼儿的表情、声音、动作和情绪等表现，理解其所发出的信号和表达的需求，及时给予恰当、积极的回应。

（四）培养儿童自主和自我调节能力

婴幼儿的自理能力和良好的行为习惯是在日常生活中逐步养成的。在保证安全的前提下，养育人要为婴幼儿提供自由玩耍的机会，鼓励儿童自由探索，引导婴幼儿发展解决问题的能力和创造力。养育人要帮助婴幼儿建立规律的生活作息，养成良好的生活习惯，逐渐培养其自理能力，不包办代替。养育人要帮助儿童识别自己和他人的情绪，适时建立合理规则，发展儿童的自我调节能力。

（五）注重亲子陪伴和交流玩耍

婴幼儿在与养育人的亲密相处中逐渐认识自我、建立自信、培养情感和拓展能力。养育人应充分参与对婴幼儿的养育照护，提供高质量的亲子陪伴与互动，共同感受成长的快乐，建立融洽的亲子关系。交流和玩耍是亲子陪伴的重要内容，也是养育照护中促进婴幼儿早期发展的核心措施。

（六）将早期学习融入养育照护全过程

在日常养育过程中，婴幼儿通过模仿、重复、尝试等，发展运动、认知、语言、情感和社会适应等各方面能力。养育人要将早期学习融入婴幼儿养育照护的每个环节，充分利用家庭和社会资源，为婴幼儿提供丰富的早期学习机会。

（七）努力创建良好的家庭环境

家庭是婴幼儿早期成长和发展的重要环境。要构建温馨、和睦的家庭氛围，给儿童展现快乐、积极的生活态度，培养积极、乐观的品格。同时，要为婴幼儿提供整洁、安全、有趣的活动空间，有适合其年龄的玩具、图书和生活用品。

（八）认真学习提高养育素养

养育人要学习婴幼儿生长发育知识，掌握养育照护和健康管理的各种技能和方法，不断提高科学育儿的能力，在养育的实践中，与儿童同步成长。

养育人的身心健康会影响养育照护过程，从而对儿童健康和发展产生重要影响。养育人应主动关注自身健康，保持健康生活方式，提高生活质量，定期体检，及时发现和缓解养育焦虑，保持身心健康。

三、婴幼儿健康养育照护咨询指导内容

（一）生长发育监测

1. 目的和意义。

婴幼儿健康不仅表现为没有疾病或虚弱，还体现在身体、心理和社会功能的完好状态以及潜能的充分发展。监测婴幼儿体格生长、心理行为发育和社会适应能力发展，是保障和促进婴幼儿健康成长的重要手段。

指导养育人了解婴幼儿生长发育的特点，积极参加儿童定期健康检查，开展生长发育家庭监测，并及时发现问题，在医务人员指导下尽早干预，从而促进婴幼儿身心健康发展。

2. 指导要点。

（1）定期健康检查。

养育人应定期带婴幼儿接受国家基本公共卫生服务项目0～6岁儿童健康管理，1岁以内婴儿应当在出院后1周内、满月、3月龄、6月龄、8月龄和12月龄，1～3岁幼儿在18月龄、24月龄、30月龄和36月龄时监测其健康状况，及早发现消瘦、超重、肥胖、发育迟缓、贫血、维生素D缺乏性佝偻病、眼病、听力障碍及龋病等健康问题，查找病因，及时干预。

（2）体格生长监测。

指导养育人使用0～3岁儿童生长发育监测图（附件1）进行家庭自我监测。若儿童体重、身长（身高）等体格生长水平低于第3百分位或高于第97百分位，或者出现生长速度平缓或下降或突增，应及时就诊。

（3）心理行为发育监测。

婴幼儿心理行为发育涉及感知、认知、大运动、精细动作、语言、社会适应与交往等多方面。指导养育人及时了解 0～3 岁婴幼儿的心理行为发育里程碑；在接受国家基本公共卫生服务项目 0～6 岁儿童健康检查时，积极配合进行"儿童心理行为发育问题预警征象"筛查（附件 2）等儿童心理行为发育检查，及时发现发育偏异的可能和风险，进行进一步评估和早期干预。

（4）眼病的防控与家庭照护。

指导养育人提高对视力不良和近视的防控意识，引导家庭定期主动接受儿童眼保健和视力检查服务，完成各年龄阶段的眼病筛查、视力和"远视储备量"的监测，以早期发现和治疗早产儿视网膜病变、先天性白内障、视网膜母细胞瘤等致盲性眼病，预防近视的发生。

日常养育照护中应保证婴幼儿充足睡眠、均衡膳食和户外活动时间，减少持续近距离用眼时间，保持婴幼儿眼部清洁卫生。2岁以内不建议观看或使用电子屏幕，2岁以上观看或使用电子屏幕时间每天累计不超过1小时，每次使用时间不超过20分钟。如婴幼儿出现以下症状应及时就诊：不能追视、对外界反应差；看东西时凑近、眯眼、皱眉、斜眼、歪头；瞳孔区发白、畏光、流泪、眼部发红或有脓性分泌物等。

（5）听力障碍的预防与家庭照护。

指导家庭积极主动接受儿童耳及听力保健服务，注意观察儿童对声音的反应和语言发育的情况。日常养育中，应远离强声或持续噪声环境，避免儿童去有强工业噪声、娱乐性噪声的场所；避免儿童使用耳机；洗澡或游泳时防止呛水和耳部进水；不要自行清洁外耳道，避免损伤；避免头部、耳部外伤和外耳道异物；儿童罹患腮腺炎或脑膜炎后，应注意观察其听力变化。

如发现儿童有以下情形之一，应及时就诊，接受进一步评估：耳部及耳周皮肤异常；外耳道有分泌物或异常气味；有拍打或抓挠耳部的动作；有耳痒、耳痛、耳胀等症状；对声音反应迟钝，或有语言发育迟缓的表现；头常常往一侧歪，或对呼唤无回应。

（6）龋病的防控与家庭照护。

婴幼儿萌出第一颗乳牙时就应开始清洁牙齿。养育人可根据月龄选用纱布、指套牙刷、儿童常规牙刷早晚为婴幼儿清洁牙齿。建议使用儿童含氟牙膏，牙膏使用量为米粒大小。每次进食后喂白开水或清洁口腔。尽量避免餐间摄入含糖饮食，饮水以白水为主。养育人不应将食物嚼碎后再喂给婴幼儿、不应与婴幼儿共用餐具，婴幼儿喂养器具应经常清洗消毒。

第一颗乳牙萌出到 12 月龄之间，进行第一次口腔检查和患龋风险评估，之后每 3 ～ 6 个月定期检查。对患龋中、低风险的婴幼儿，每年使用含氟涂料2次；对高风险的婴幼儿，每年使用4次。乳磨牙深窝沟可行窝沟封闭。一旦发现牙齿有颜色、质地及形态的改变建议及时就诊。

（二）营养与喂养

1. 目的和意义。

充足的营养和良好的喂养是促进婴幼儿体格生长、机体功能成熟及大脑发育的保障。养成良好的饮食习惯，是培养婴幼儿健康生活方式的重要内容，为成年期健康生活方式奠定基础。

指导养育人掌握母乳喂养、辅食添加、合理膳食、饮食行为等方面的基本知识和操作技能，为婴幼儿提供科学的营养喂养照护，预防儿童营养性疾病的发生，促进儿童健康成长。

2. 指导要点。

(1) 母乳喂养。

①母乳喂养优点。母乳含有丰富的营养素、免疫活性物质和水分，能够满足 0 ~ 6 个月婴儿生长发育所需的全部营养，有助于婴幼儿大脑发育，降低婴儿患感冒、肺炎、腹泻等疾病的风险，减少成年后肥胖、糖尿病、心脑血管疾病等慢性病的发生，增进亲子关系，还可以减少母亲产后出血、乳腺癌、卵巢癌的发病风险。

②母乳喂养方法。出生后尽早进行皮肤接触、早吸吮、早开奶。6 个月内的婴儿提倡纯母乳喂养，不需要添加水和其他食物。做到母婴同室、按需哺乳，每日 8 ~ 10 次以上，使婴儿摄入足量乳汁。

③促进乳汁分泌的方法。婴儿充分地吸吮是促进乳汁分泌的最有效方法。母亲心情愉悦、睡眠充足、营养均衡也是促进泌乳的重要因素。若持续母乳不足，应在

医生评估指导下处理。

④早产儿哺乳。母乳喂养是早产儿首选的喂养方式，提倡母亲亲自喂养和袋鼠式护理。对胎龄<34 周、出生体重<2000 克的早产儿或体重增长缓慢者，根据医生指导，在母乳中添加母乳强化剂。

（2）微量营养素的补充。

①足月儿生后数日内开始，在医生指导下每天补充维生素 D 400 国际单位，促进生长发育。纯母乳喂养的足月儿或以母乳喂养为主的足月儿 4 ～ 6 月龄时可根据需要适当补铁，以预防缺铁性贫血的发生。

②早产或低出生体重儿一般生后数日内开始，在医生指导下，每天补充维生素 D 800 ～ 1000 国际单位，3个月后改为每天 400 国际单位；出生后 2 ～ 4 周开始，按 2 毫克／（千克·天）补充铁元素，上述补充量包括配方奶及母乳强化剂中的含量。酌情补充钙、维生素 A

等营养素。

（3）辅食添加。

①添加时间。婴儿6个月起应添加辅食，在合理添加辅食基础上，可继续母乳喂养至2岁及以上。早产儿在校正胎龄4～6月时应添加辅食。

②添加原则。每次只添加一种新的食物，由少量到多量、由一种到多种，引导婴儿逐步适应。从一种富含铁的泥糊状食物开始，逐渐增加食物种类，逐渐过渡到半固体或固体食物。每引入一种新的食物，适应2～3天后再添加新的食物。

③辅食种类。制作辅食的食物包括谷薯类、豆类及坚果类、动物性食物（鱼、禽、肉及内脏）、蛋、含维生素A丰富的蔬果、其他蔬果、奶类及奶制品7类。添加辅食种类每日不少于4种，并且至少应包括一种动物性食物、一种蔬菜和一种谷薯类食物。6～12月龄阶

段的辅食添加对婴儿生长发育尤为重要，要特别注意添加的频次和种类。婴幼儿辅食添加频次、种类不足，将明显影响生长发育，导致贫血、低体重、生长迟缓、智力发育落后等健康问题。6～9月龄婴儿，每天需要添加辅食1～2次。9～12月龄婴儿，每天添加辅食增为2～3次。

④合理制作。婴幼儿辅食应单独制作，选用新鲜、优质、无污染的食材和清洁的水制作。烹调宜用蒸、煮、炖、煨等方式，食材要完全去除硬皮、骨、刺、核等，豆类或坚果要充分磨碎。1岁以内婴儿辅食应保持原味，不加盐、糖和调味品，1岁以后辅食要少盐、少糖。鼓励幼儿尝试多样化食物，避免食用经过腌制、卤制、烧烤的食物，以及重油、甜腻、辛辣刺激的重口味食物。

6～24月龄婴幼儿辅食添加要点详见附件3。

（4）培养良好的饮食习惯。

1岁以后幼儿逐步过渡到独立进食，养育人要为幼儿营造轻松愉快的进食环境，引导而不强迫幼儿进食。安排幼儿与家人一起就餐，并鼓励自主进食。关注幼儿发出的饥饿和饱足信号，及时做出回应。不以食物作为奖励和惩罚手段。幼儿进餐时不观看电视、手机等电子产品，每次进餐时间控制在20分钟左右，最长不宜超过30分钟，并逐渐养成定时进餐和良好的饮食习惯。

（三）交流与玩耍

1. 目的和意义。

交流和玩耍是婴幼儿养育照护的重要内容，有利于构建良好的亲子依恋关系和伙伴关系，提升儿童体格生长和运动能力发育水平，促进心理行为和社会能力的发展。

指导养育人重视并掌握亲子交流与玩耍运动的知识与技能，充分利用家庭和社会资源，为儿童提供各种交流玩耍的机会，促进婴幼儿各种能力的协同发展。

2. 指导要点。

（1）亲子交流。

①身体接触。养育人通过抚摸、拥抱等身体的亲密接触进行亲子交流，让婴幼儿感受到养育人的关爱，建立依恋，培养亲情。

②肢体语言。养育人通过眼神、表情、肢体动作等方式，表达对婴幼儿的关注、喜爱、鼓励和安慰，从而进一步增进亲子感情，促进亲子交流互动。

③语言交流。养育人尽早使用语言同婴幼儿进行交流，从简单的语音开始，逐渐提升到单词、短语，再到完整的语句。向婴幼儿描述周围的人、日常用品、活

动和事物等，帮助孩子练习听和说，培养理解和表达能力；随着语言能力的提高，要经常为婴幼儿讲故事、读绘本、唱儿歌，多听多说，为婴幼儿提供丰富的语言环境。

（2）玩耍运动。

①自由玩耍。养育人应利用室内和户外各种条件与场所，与婴幼儿一起进行不拘形式的自由玩耍。主动营造快乐的氛围，关注婴幼儿的好奇心，并通过陪伴、互动、示范等方式引导婴幼儿尝试不同的活动，激发探索的兴趣。

②亲子游戏。亲子互动游戏是婴幼儿最常见和重要的活动方式，如念儿歌、模仿动物叫声、和婴儿一起模仿打电话、听指令拿东西、躲猫猫、拍手游戏、叫名字、照镜子、指认身体部位等。根据婴幼儿的年龄和发育水平选择玩具，鼓励养育人利用日常用品或自制玩具

进行游戏，如用空盒子玩垒高游戏。在亲子游戏中，注重婴幼儿认知、语言、情感及社会交往等能力的发展，提倡父亲参与。

③运动锻炼。顺应婴幼儿运动发育规律，充分利用室内外安全和开放的活动场地，提供爬、走、跑、跳等大动作，以及抓握、垒高、涂鸦等精细动作的练习机会。避免婴幼儿久坐超过1小时。幼儿每天身体活动时间至少3小时，其中户外活动时间至少2小时，遇到雾霾、高温等特殊天气宜酌情减少户外活动时间。

不同年龄段的婴幼儿亲子交流与玩耍运动要点详见附件4。

（3）社交体验。

①家庭活动。养育人要为婴幼儿提供快乐的家庭生活，包括日常的衣食住行和各种家庭活动。有计划地让幼儿参与力所能及的家务劳动，如练习整理自己的

衣物、用品、玩具、书本等，提升生活技能和自理能力。通过走亲访友、家庭聚会、生日和节日活动等家庭活动，帮助婴幼儿学习和他人相处，获得丰富的生活体验。

②同伴交往。养育人应经常为婴幼儿创造与同龄伙伴交流和玩耍的机会。通过示范和引导，帮助幼儿发展关心、分享、合作等亲社会行为，对积极的行为给予及时肯定和赞赏。在与小朋友交往中，帮助幼儿学习简单的行为规则。关注婴幼儿的情绪变化，通过抚摸、拥抱、柔和的语调等方式缓解其焦虑、恐惧、愤怒等不良情绪。

③社区活动。养育人应充分利用社区资源（公园、儿童活动中心、儿童游乐园、文体场所等），带儿童参观、游览、玩耍，接触大自然，获得丰富体验。

（四）生活照护指导

1. 目的和意义。

良好的日常生活照护是促进婴幼儿生长发育的基本保障，既是养育人实践回应性照护的重要体现，也是建立亲子关系的重要纽带。

指导养育人重视对婴幼儿的生活照护，创设良好的居家环境，掌握日常护理和推拿保健技巧，培养婴幼儿健康的生活方式，养成良好的生活作息习惯。

2. 指导要点。

（1）居家环境。

①家庭氛围。营造温馨、和谐、愉快的家庭氛围。在构建良好亲子关系的同时，也要构建良好的夫妻关系和亲友关系，家人之间应充分沟通，保持一致的养育观念和态度。正确处理家庭矛盾，避免对婴幼儿忽视，杜

绝虐待婴幼儿和一切形式的家庭暴力。

②家庭设施。居家环境要整洁、舒适。提供适合婴幼儿年龄特点的用具，如餐具和水杯、儿童便器等。根据婴幼儿发育水平提供适当的玩具、图片和图书等。在合适位置张贴图案简洁、色彩鲜艳、富有童趣的挂图。

③儿童空间。家庭中设置相对固定和安全的婴幼儿活动区域，空间和设施要符合婴幼儿的特点和发育水平。

（2）日常护理。

①衣着护理。为婴幼儿提供合格、舒适、清洁、安全的衣物。穿衣或换尿布时，注意观察婴幼儿的反应，通过表情、语言等给予回应和互动，逐步引导婴儿学会主动配合和自主穿衣。

②盥洗护理。重视婴幼儿个人卫生，经常为婴幼儿

洗澡，且养育人应全程在场。借助唱儿歌、讲故事等方式为婴幼儿示范正确的洗手、洗脸、刷牙等盥洗方法，引导和鼓励幼儿自己动手。

③大小便护理。关注婴幼儿大小便前的动作和表情，掌握其时间规律，固定大小便场所，逐步培养幼儿表达大小便的方式，2岁后逐渐减少白天使用尿布的时间。

（3）推拿保健。

指导养育人学会使用摩腹、捏脊等婴幼儿常见推拿保健方法，对婴幼儿进行日常推拿保健，增强婴幼儿体质。

（4）睡眠照护。

①睡眠环境。卧室应安静、空气新鲜，室内温度20℃～25℃为宜。白天不必过度遮蔽光线，夜晚睡后熄

灯。卧室不宜放置电视等视屏类产品。

②睡眠时间。保证婴幼儿的充足睡眠，每天总睡眠时间在婴儿期为 12 ~ 17 小时，幼儿期为 10 ~ 14 小时。婴幼儿夜间睡眠时间应达到 8 小时以上。

③入睡方式。培养婴幼儿自主入睡习惯，敏感识别婴幼儿睡眠信号，及时让其独立入睡，避免养成抱睡、摇睡、含乳头睡等不良入睡习惯。

（五）伤害预防

1. 目的和意义。

预防伤害是养育人的基本责任，对婴幼儿一生的健康至关重要，也是帮助婴幼儿养成安全意识和行为习惯的重要内容。

指导养育人树立预防婴幼儿伤害的意识，牢记婴幼儿不能离开养育人的视线范围，养成安全看护的行为习惯，提升环境安全水平，掌握常用急救技能，预防婴幼儿伤害发生。

2. 指导要点。

（1）加强看护。

①专心看护。看护婴幼儿时，不应同时使用手机等电子设备，不从事其他非必要活动。多人与婴幼儿一起时，应明确一人负责照护。

②近距离看护。与婴幼儿保持较近的距离。婴幼儿在水中或水边、高处、身边有动物等情况下，与婴幼儿保持伸手可及的距离。

③看护禁忌。不让婴幼儿处在无人看护的状态下，不与婴幼儿做不安全的游戏，不让未成年人看护婴幼儿。

④行为示范。养育人自身遵守安全规则，在日常看

护中为幼儿做出安全示范，教会其识别伤害风险，提升幼儿的安全意识，帮助其建立安全行为习惯。

（2）营造安全环境。

①清除隐患。随时排查和清除婴幼儿活动区域内的尖锐物品，可放入口、鼻、耳的小件物品或食物，破损玩具，不安全的运动娱乐设备和电器、药物、化学品等。

②隔离危险。楼梯、厨房应安装护栏、门栏，将药物、日用化学品、热物、刀具、电源、电器放置在婴幼儿无法接触到的固定位置，水池、沟渠要安装护栏，水桶、水盆、井等要加盖。

③使用安全产品。选择有安全质量认证的、适龄的玩具和儿童用品。使用儿童安全座椅、家具防护角、窗户锁等安全相关产品。

（3）紧急处置。

①心肺复苏。养育人应主动学习并掌握婴幼儿意识、呼吸、心跳的判断方法，不同年龄段婴幼儿心肺复苏方法。

②常见伤害处置。养育人应主动学习基本的院前止血、包扎、固定、搬运技术。学会用腹部冲击法、背部叩击法、胸部冲击法等，处置婴幼儿气道异物梗阻。掌握烧烫伤后用凉水冲洗、浸泡，安全去除伤处衣物，防止创面感染的现场处理方法。

③虐待暴力处置。注意观察婴幼儿，怀疑婴幼儿遭受虐待或暴力时，应及时寻求专业部门的援助，并向公安机关等部门报告。

（六）常见健康问题的防控及照护

1. 目的和意义。

定期接受健康检查、及时接种疫苗是预防婴幼儿常见健康问题的必要策略，也是婴幼儿健康成长的重要保障。

通过指导，使养育人了解、辨识婴幼儿常见健康问题，掌握相应的家庭护理技能。

2. 指导要点。

（1）高危儿家庭护理。

对存在健康风险因素的高危儿，如早产儿、出生低体重儿、有出生并发症的新生儿等，要指导养育人及时就诊，在医生指导下进行家庭干预和护理。

（2）营养性疾病的防控。

①缺铁性贫血。婴儿6月龄起，要及时添加富含铁的食物，以预防缺铁性贫血。发生缺铁性贫血应按医嘱及时补充铁剂。

②营养不良。要合理添加辅食，保障婴幼儿生长所

需能量、蛋白质及其他营养素。连续 2 次体重增长不良或营养改善 3 ~ 6 个月后身长仍增长不良者，需到专科门诊进行会诊治疗。强化儿童营养与喂养指导，提倡吃动并重，预防和减少儿童超重和肥胖。

③维生素 D 缺乏性佝偻病。发病高峰在 3 ~ 18 月龄。婴幼儿出生数日后即可开始补充维生素 D，尽早进行户外活动，充分暴露身体部位，可预防佝偻病发生。发生维生素 D 缺乏性佝偻病应按医嘱治疗。

（3）传染病的预防与家庭护理。

幼儿急疹、风疹、手足口病、水痘、流感等为婴幼儿常见传染病。养育人应及时为婴幼儿接种疫苗，保持室内空气流通，注意个人卫生，积极进行运动锻炼，传染病流行期间不去人多聚集的地方，预防传染病的发生。婴幼儿患病期间要遵医嘱进行治疗，做好隔离和环境物品的清洁消毒，注意休息和营养，做好口腔、皮肤等的护理。

（4）危重症识别。

婴幼儿如出现以下症状，建议立即就诊：精神状态较平时差，进食量明显减少，不能喝水或吃奶；抽搐或囟门凸起；频繁呕吐；呼吸加快（1分钟计数呼吸次数，＜2月龄超过60次、2～12月龄超过50次、2～3岁超过40次）；鼻翼翕动、胸凹陷等呼吸困难，呼吸暂停伴紫绀；腹泻水样大便持续2～3天，大便带血，小便明显减少或无尿；眼窝凹陷或囟门凹陷，皮肤缺乏弹性，哭时泪少；脐部脓性分泌物多，脐周皮肤发红和肿胀；新生儿皮肤严重黄染（手掌或足底）、皮肤脓疱；眼或耳部有脓性分泌物。

附件：

1. 0～3 岁儿童生长发育监测图

2. 儿童心理行为发育问题预警征象筛查表

3. 6～24 月龄婴幼儿辅食添加要点

4. 婴幼儿亲子交流与玩耍要点

附件1 0～3岁儿童生长发育监测图

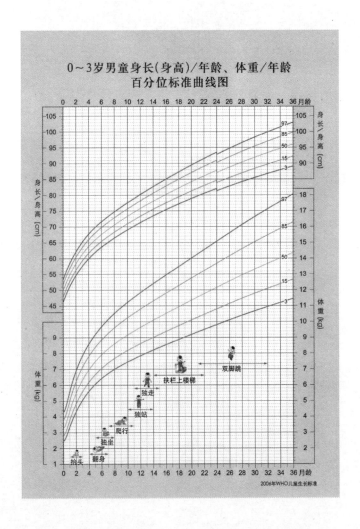

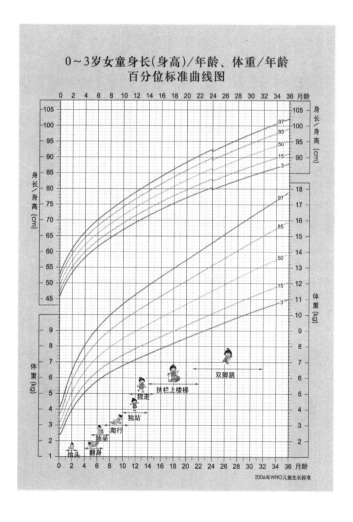

附件2　儿童心理行为发育问题预警征象筛查表

年龄	预警征象		年龄	预警征象	
3月	1.对很大声音没有反应	☐	6月	1.发音少，不会笑出声	☐
	2.逗引时不发音或不会微笑	☐		2.不会伸手抓物	☐
	3.不注视人脸，不追视移动的人或物品	☐		3.紧握拳松不开	☐
	4.俯卧时不会抬头	☐		4.不能扶坐	☐
8月	1.听到声音无应答	☐	12月	1.呼唤名字无反应	☐
	2.不会区分生人和熟人	☐		2.不会模仿"再见"或"欢迎"动作	☐
	3.双手间不会传递玩具	☐		3.不会用拇食指对捏小物品	☐
	4.不会独坐	☐		4.不会扶物站立	☐
18月	1.不会有意识叫"爸爸"或"妈妈"	☐	24月	1.不会说3个物品的名称	☐
	2.不会按要求指人或物	☐		2.不会按吩咐做简单事情	☐
	3.与人无目光交流	☐		3.不会用勺吃饭	☐
	4.不会独走	☐		4.不会扶栏上楼梯/台阶	☐

续表

年龄	预警征象		年龄	预警征象	
30月	1.不会说2～3个字的短语	☐	36月	1.不会说自己的名字	☐
	2.兴趣单一、刻板	☐		2.不会玩"拿棍当马骑"等假想游戏	☐
	3.不会示意大小便	☐		3.不会模仿画圆	☐
	4.不会跑	☐		4.不会双脚跳	☐
4岁	1.不会说带形容词的句子	☐	5岁	1.不能简单叙说事情经过	☐
	2.不能按要求等待或轮流	☐		2.不知道自己的性别	☐
	3.不会独立穿衣	☐		3.不会用筷子吃饭	☐
	4.不会单脚站立	☐		4.不会单脚跳	☐
6岁	1.不会表达自己的感受或想法	☐			
	2.不会玩角色扮演的集体游戏	☐			
	3.不会画方形	☐			
	4.不会奔跑	☐			

注：适用于0～6岁儿童。检查有无相应年龄的预警征象，发现相应情况在"☐"内打"√"。该年龄段任何一条预警征象阳性，提示有发育偏异的可能。

附件3　6～24月龄婴幼儿辅食添加要点

月龄	频次（每天）	母乳之外食物每餐平均进食量	食物质地（稠度/浓度）	食物种类
6个月之后（6月龄）开始添加辅食	继续母乳喂养＋从1次开始添加泥糊状食物逐渐推进到2次	从尝一尝开始逐渐增加到2～3小勺	稠粥/肉泥/菜泥	辅食主要包括以下7类： 1.谷薯/主食类（稠粥、软饭、面条、土豆等） 2.动物性食物（鱼、禽、肉及内脏） 3.蛋类 4.奶类和奶制品（以动物乳、酸奶、奶为主要原料的食物等） 5.豆类和坚果制品（豆浆、豆腐、芝麻酱、花生酱等） 6.富含维生素A的蔬菜和水果（南瓜、红心红薯、杧果等） 7.其他蔬菜和水果（白菜、西蓝花、苹果、梨等） *添加辅食种类每日不少于4种，并且至少应包括一种动物性食物、一种蔬菜和一种谷薯类食物
6～9月龄	继续母乳喂养＋逐渐推进（半）固体食物摄入到1～2次	每餐2～3勺逐渐增加到1/2碗（250ml的碗）	稠粥/糊糊/捣烂或煮烂的家庭食物	
9～12月龄	逐渐推进（半）固体食物摄入到2～3次＋继续母乳喂养	1/2碗（250ml的碗）	细细切碎的家庭食物/手指食物/条状食物	
12～24月龄	3次家庭食物进餐＋2次加餐＋继续母乳喂养	3/4碗到1整碗（250ml的碗）	软烂的家庭食物	

附件4　婴幼儿亲子交流与玩耍要点

0～1月龄	1～3月龄	3～6月龄
交流：注视新生儿的眼睛，温柔地与他（她）说话，尤其是哺乳、照护的时候，让新生儿看养育人的脸，听养育人的声音。	**交流**：在喂奶时或孩子清醒时，对着他（她）笑，模仿他（她）的声音和他（她）说话交流。	**交流**：经常和孩子说话、逗笑，通过模仿他（她）的声音、表情和动作与他（她）交流。
玩耍：让新生儿看、听，接触养育人，自由地活动四肢；轻轻地抚摸和怀抱他（她），与他（她）亲密皮肤接触会更好。	**玩耍**：让孩子看、听，接触养育人，自由地活动四肢；在床上、炕上帮助婴儿俯卧、抬头；慢慢移动彩色玩具或物品让他（她）看、触摸，可用红球、绳子串起的圆环做玩具。	**玩耍**：多让孩子俯卧、抬头，帮助他（她）翻身，让孩子伸手去够、抓握玩具，可用不同质地的，如布或塑料瓶做的玩具。

续表

6~9月龄	9~12月龄	12~18月龄
交流：对孩子的声音和兴趣给予回应，叫他（她）名字观察反应，用布遮住脸玩"躲猫猫"，和他（她）说看到的人或物品。	**交流**：教孩子认家中物品、人及身体部位，和孩子说话、唱歌、结合场景边说边做手势，如拍手"欢迎"、挥手"再见"。可用具有五官的娃娃做玩具。	**交流**：问孩子简单的问题，回应他（她）说的话。用简单的指令调动他（她）的活动，如"把杯子给我"；鼓励他（她）称呼周围的人，看物品和图片，说出名称。
玩耍：让孩子练习坐，在床上、炕上翻滚，给他（她）提供一些干净、安全的家庭物品，让他（她）抓握、传递、敲打，可用杯子、勺子做玩具。	**玩耍**：鼓励孩子爬行、站立和扶走，让他（她）练习用拇食指捏小物品。把玩具放在布下面与孩子玩"藏猫猫"。	**玩耍**：鼓励孩子独自行走、蹲下和站起，握笔涂画，用套叠杯、碗、饮料瓶玩堆叠游戏，或把物品放进容器再拿出来。

续表

18～24月龄	24～36月龄
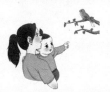　　**交流**：与孩子多说话，问他（她）问题并耐心等待他（她）的回答，用清晰、正确的发音回应他（她）说的话。带他（她）边看大自然、图画书和物品，边和他（她）交谈。	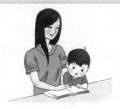　　**交流**：与孩子一起看图画书，讲故事、说儿歌，尝试和他（她）讨论图画书的内容；教他（她）说自己的姓名、性别，教他（她）认识物品的形状、颜色、用途。
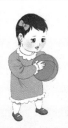　　**玩耍**：多户外活动，鼓励孩子扶着支撑物上下台阶，玩扔球、踢球，练习翻书、拧开瓶盖。引导他（她）玩给娃娃喂饭等模仿性游戏。	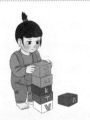　　**玩耍**：让孩子练习单脚站立、双脚蹦跳、踢球等，培养他（她）自己洗手、吃饭、扣扣子、穿鞋等生活自理能力；鼓励他（她）与小朋友玩"开火车""骑竹竿"等游戏。